一生 頭がよくなり続ける もっとすごい脳の使い方

やりたくて始めた勉強なのに三日坊主？

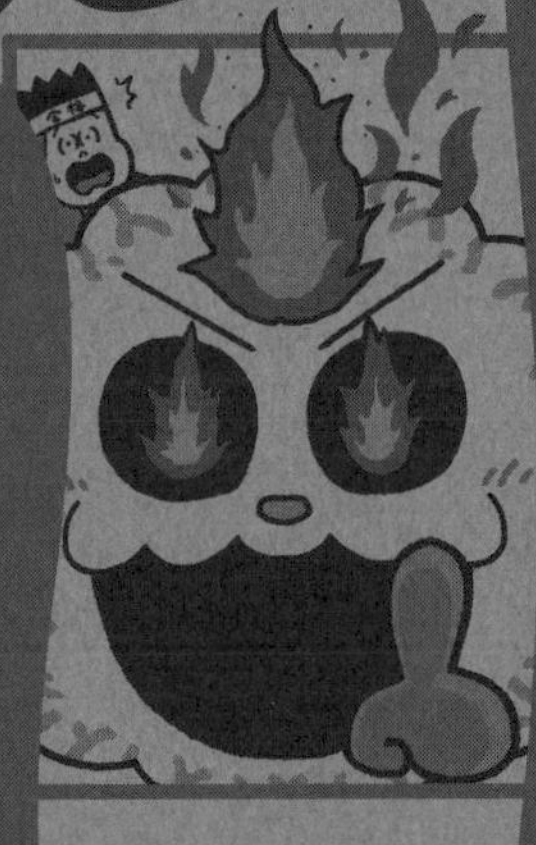

それ、脳の基礎体力足りてないんじゃない？

加藤俊徳

1万人の脳を診断した
脳内科医／医学博士

サンマーク出版

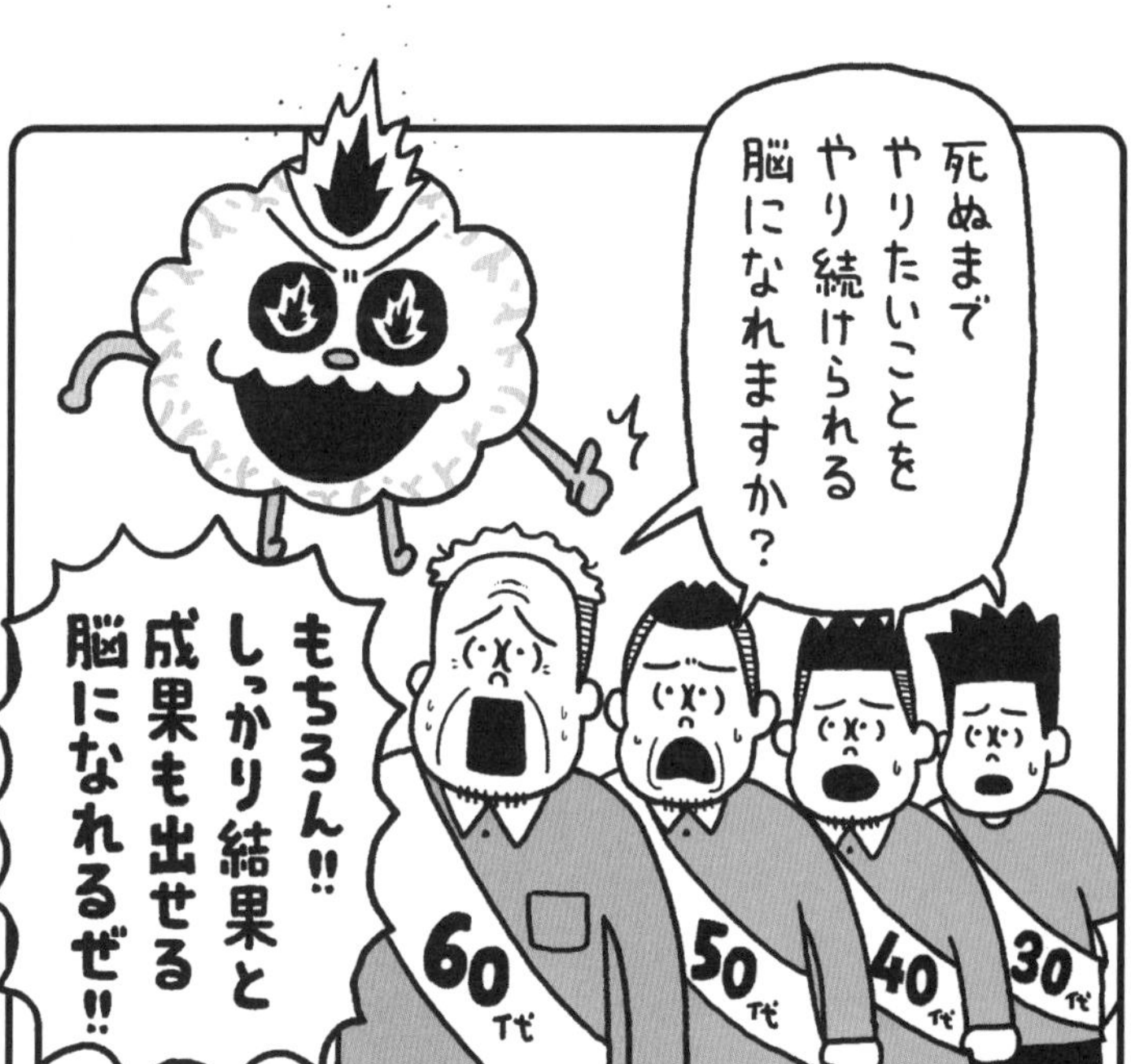
死ぬまでやりたいことをやり続けられる脳になれますか？
もちろん!!しっかり結果と成果も出せる脳になれるぜ!!
60代
50代
40代
30代

一生頭がよくなり続ける

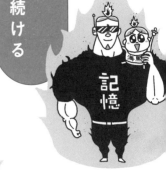

もっとすごい脳

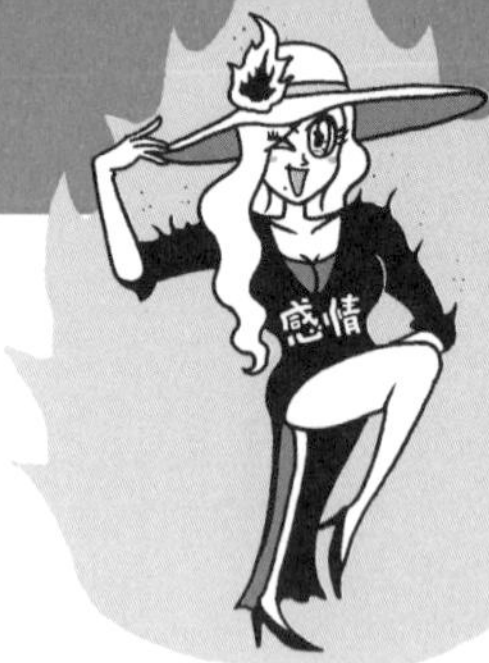

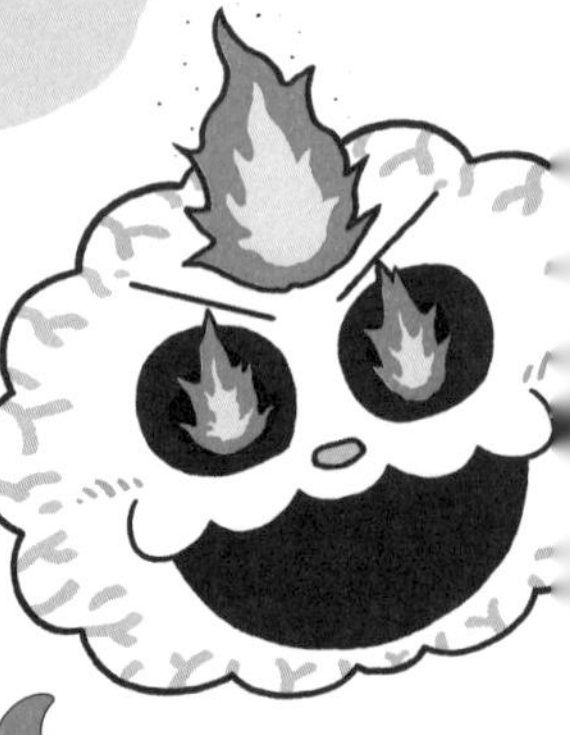

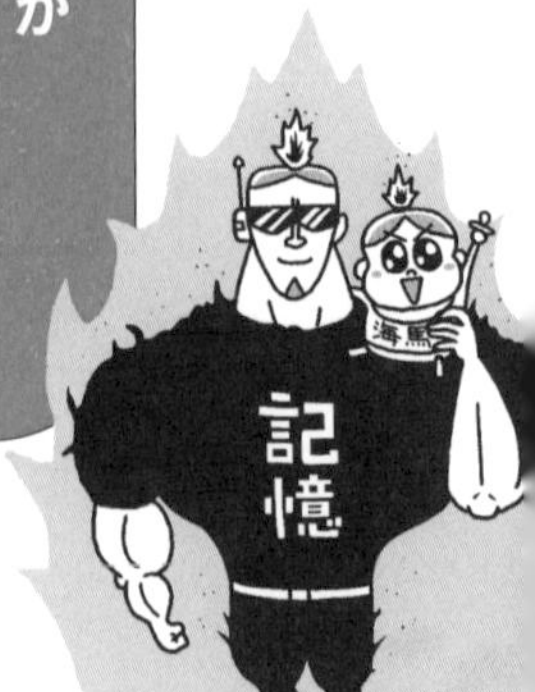

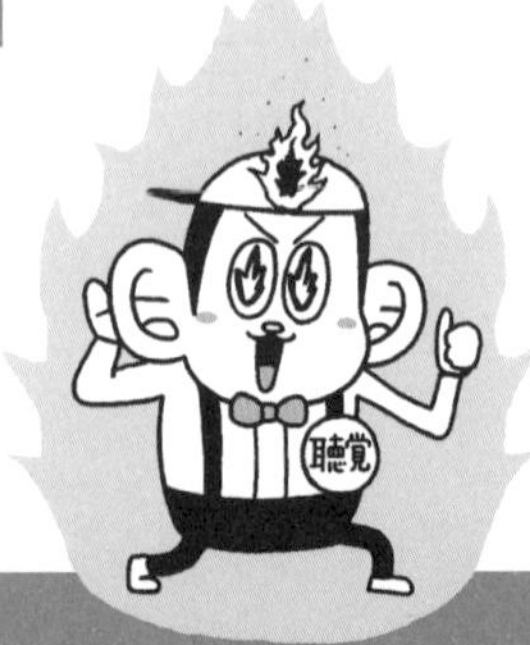

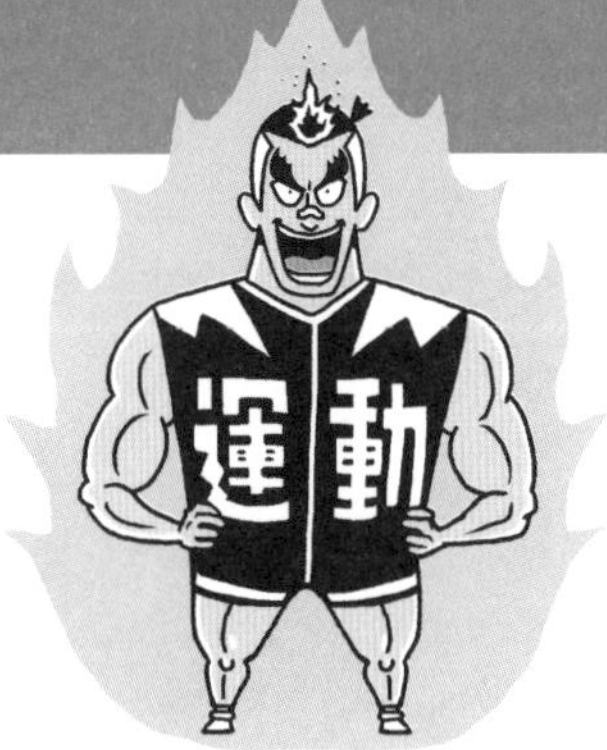

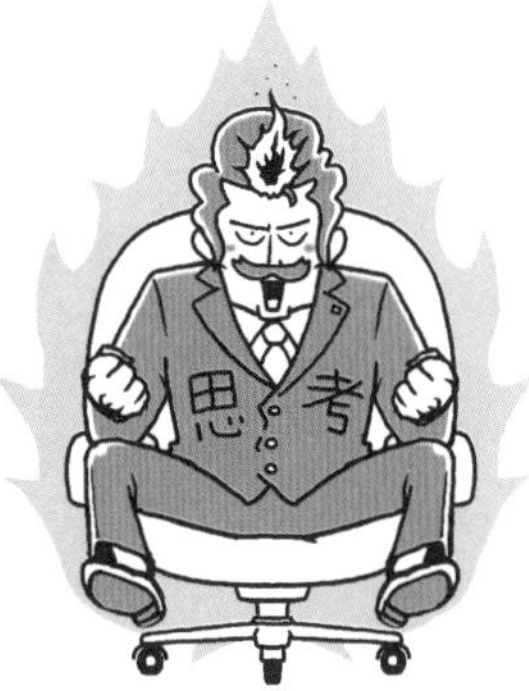

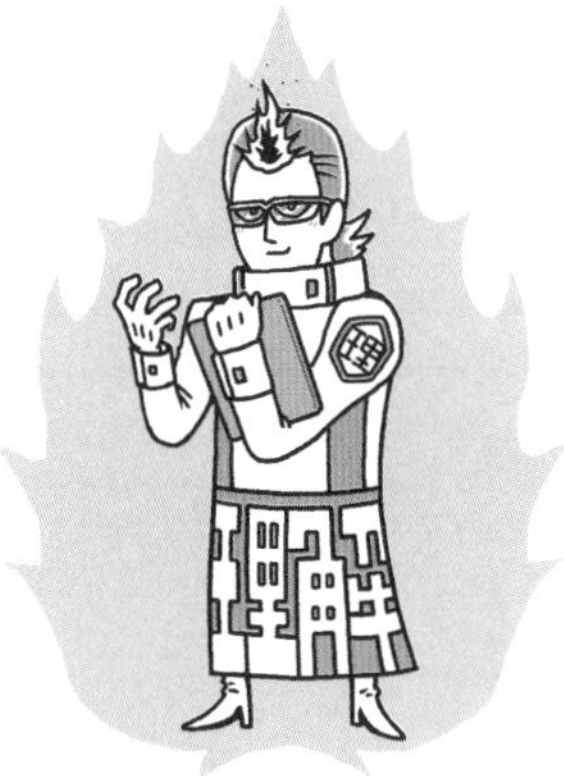

の使い方

1万人の脳を診断した
脳内科医／医学博士

加藤俊徳

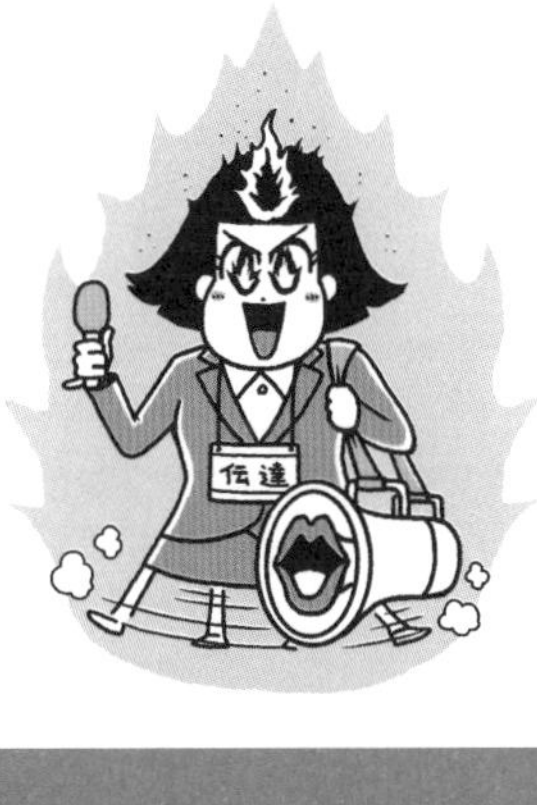

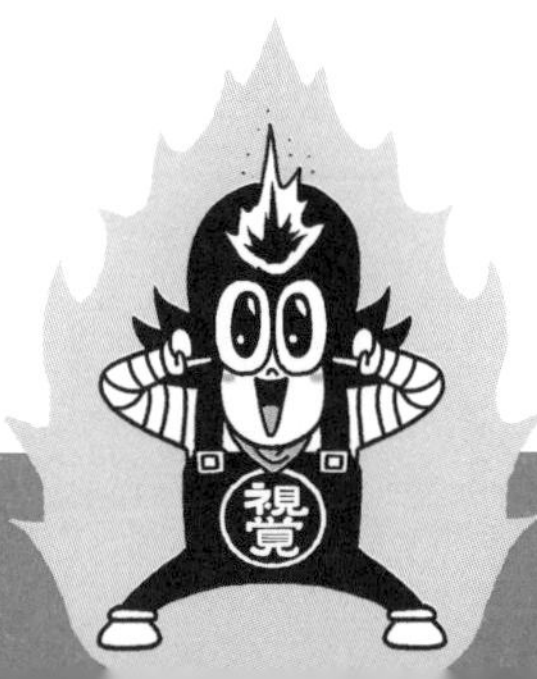

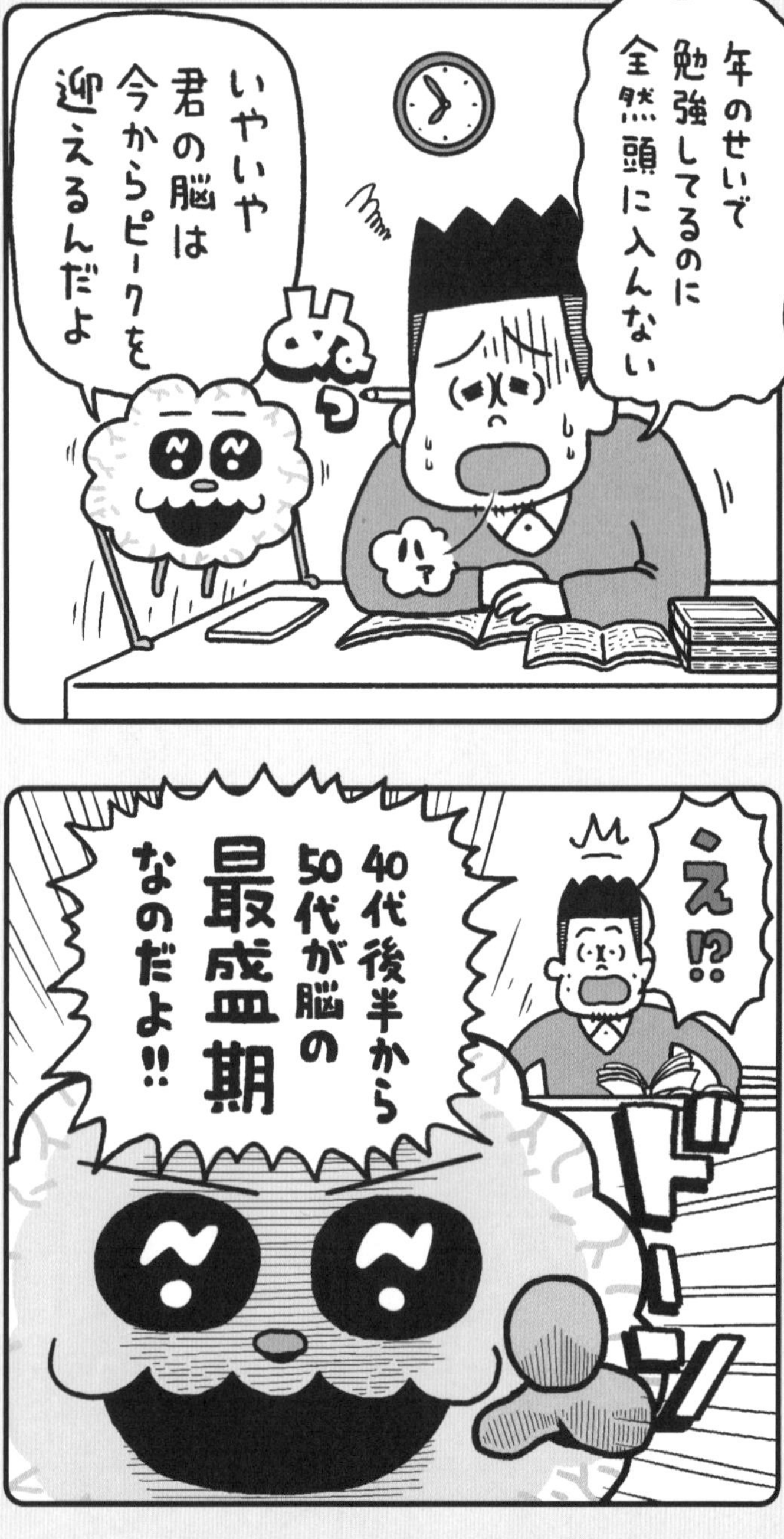
年のせいで
勉強してるのに
全然頭に入んない
いやいや
君の脳は
今からピークを
迎えるんだよ
ぬっ
え!?
40代後半から
50代が脳の
最盛期
なのだよ!!
ドーン

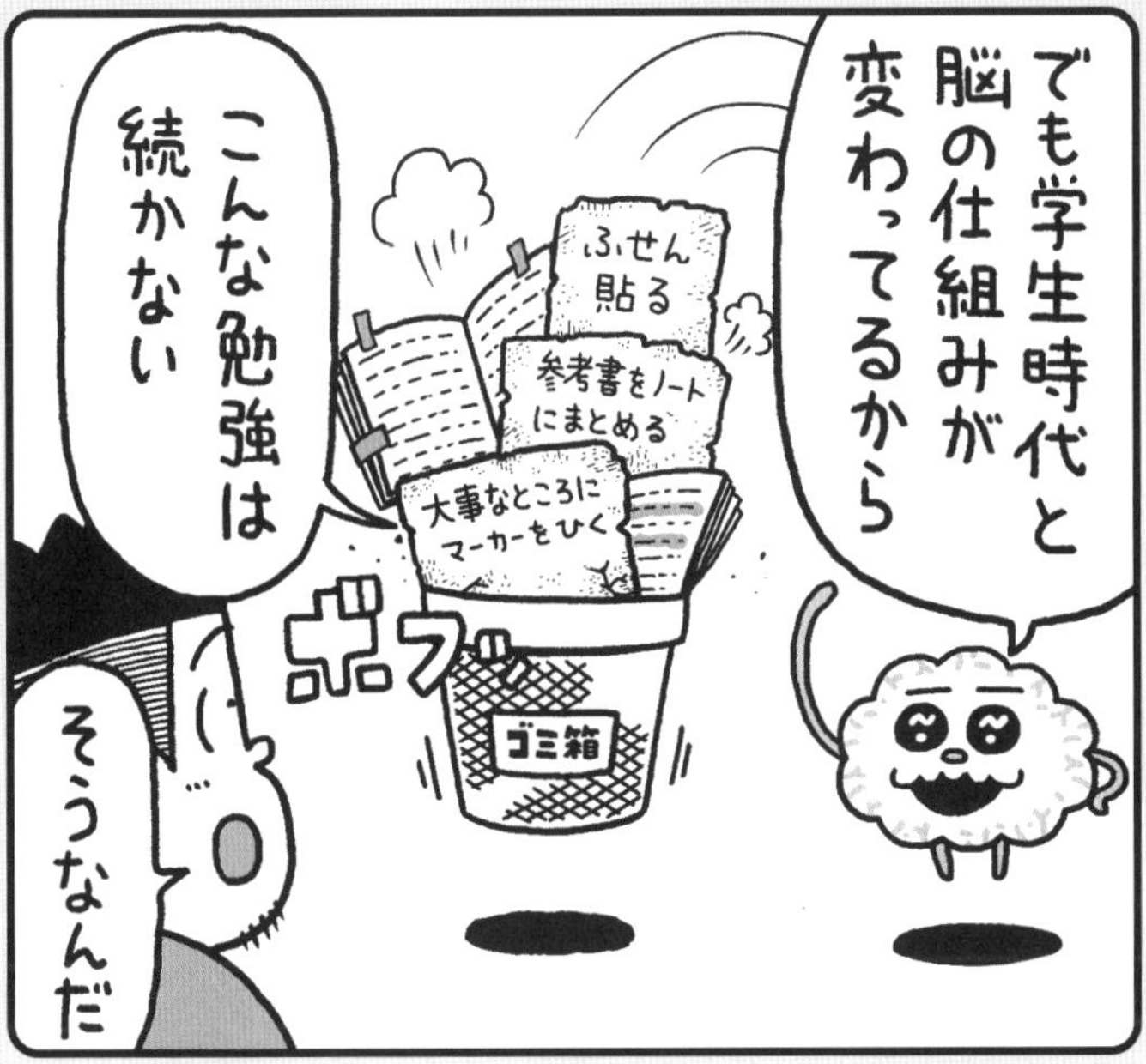
でも学生時代と
脳の仕組みが
変わってるから
こんな勉強は
続かない
ふせん
貼る
参考書をノート
にまとめる
大事なところに
マーカーをひく
ボフッ
ゴミ箱
そうなんだ

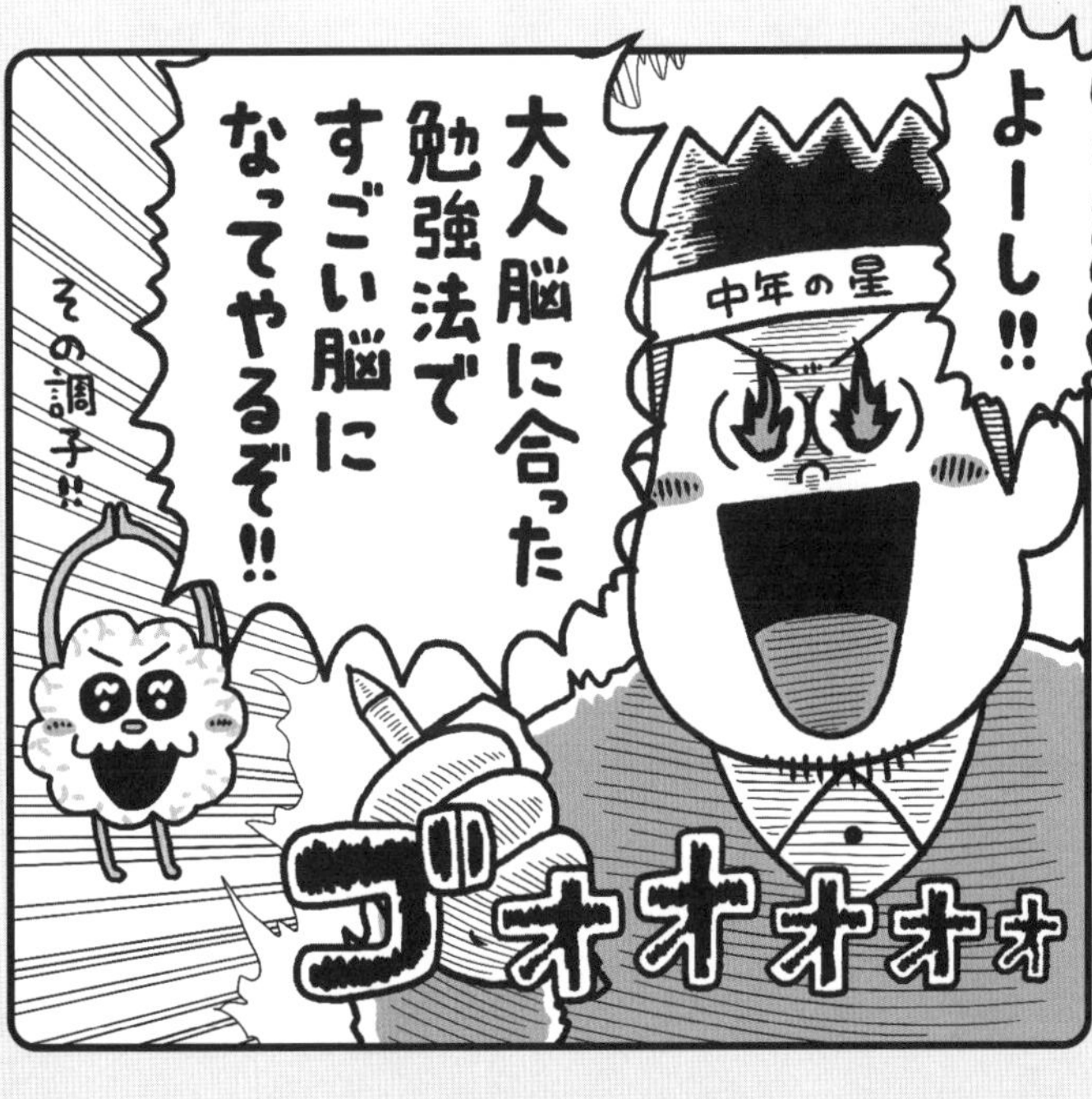
よーし!!
大人脳に合った
勉強法で
すごい脳に
なってやるぞ!!
中年の星
その調子!!
ゴオオオオオ

登場人物の紹介

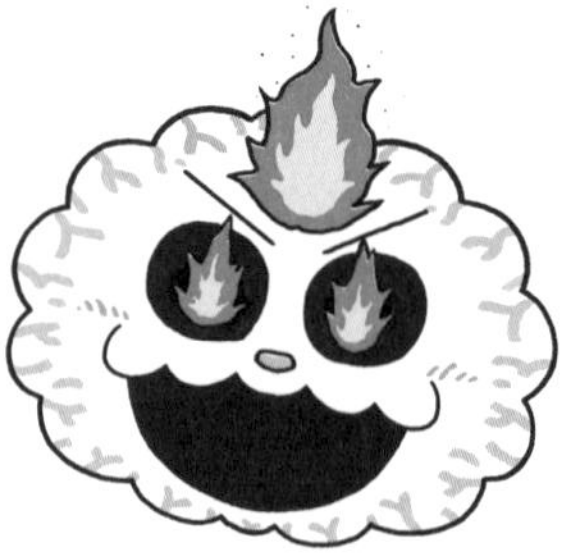

脳ちゃん

基本怠け者で、飽き性、影響を受けやすく、好きなことしかやりたくない性格。ラクなやり方を探すのが得意で、要領がよく、やればできる子で、褒められると調子にのって伸びる。締め切りがあるほうがやる気が出る。サボっていたらご褒美をあげよう。

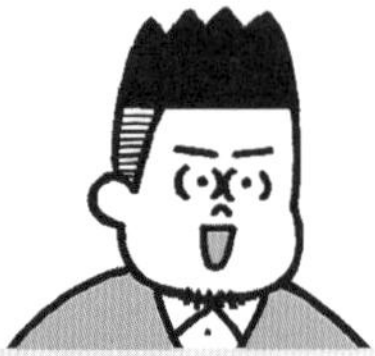

主人公

40代。会社員。今年こそ資格を取るぞ!と毎年思っている(取れていない)。

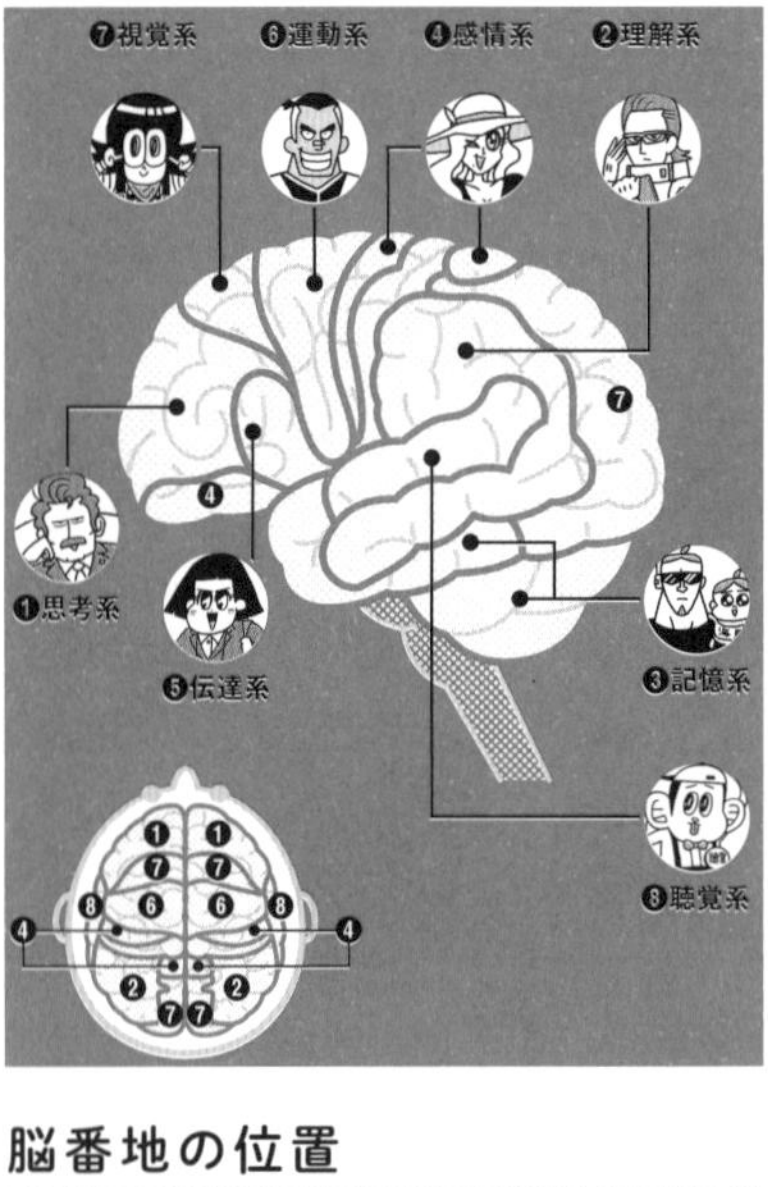

脳番地の位置

各脳番地は上図のように位置している。いずれも左脳・右脳の両方にまたがっている。

STORY

年齢を言い訳にしていた40代主人公が大人の脳の使い方をマスターし、一生右肩上がりの脳力を手に入れる。

株式会社ブレインのメンバー（8つの脳番地）

脳内にはそれぞれ専門的な役割を果たす8つの脳番地がある。

トップ3

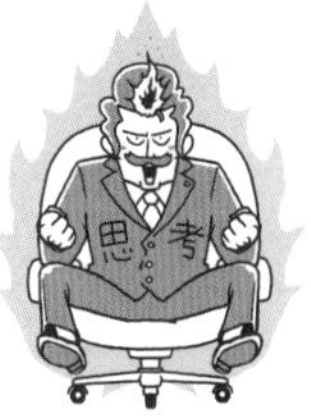

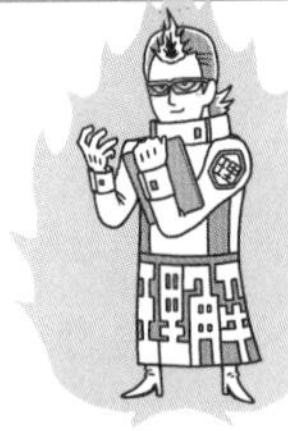

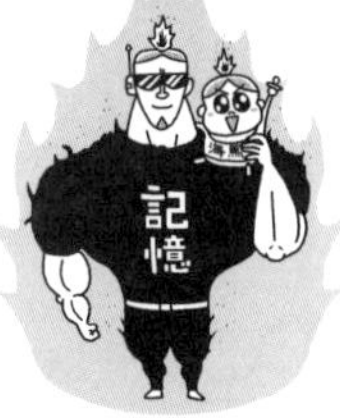

1 思考系脳番地

脳番地の社長。他の脳番地に指示を出す。気まぐれな性格がたまにキズ。

2 理解系脳番地

現場リーダーで思考系の右腕。情報調査、情報の統合、情報の取捨選択を行う。

3 記憶系脳番地

記憶の調整役。ストレスに弱い海馬ちゃんとセット。必要な記憶を短期記憶から長期記憶に移動させている。

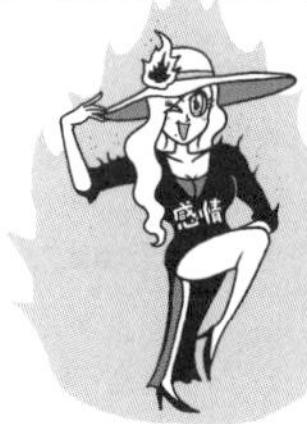

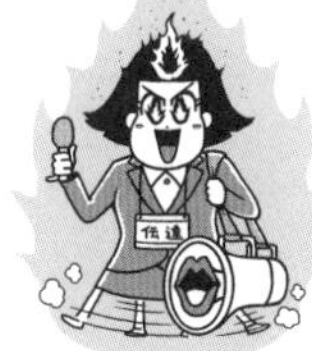

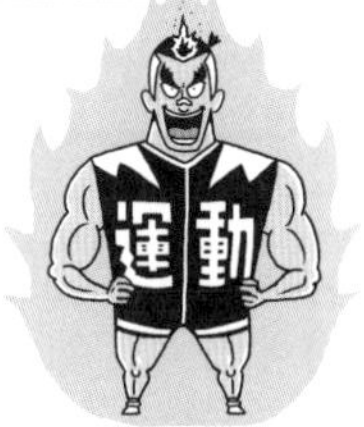

4 感情系脳番地

死ぬまで成長する女帝。女帝が気になったことは記憶に定着しやすい。

5 伝達系脳番地

広報担当・報道官。彼女が働けば、怠け者の記憶系も働かざるを得ない。

6 運動系脳番地

脳のエネルギーの源。彼が動けば全員がパワーアップする。手足口を動かすだけでなく、計画・企画立案などインテリな一面がある。

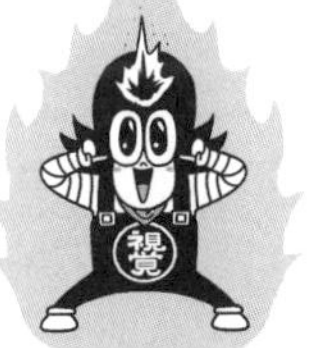

7 視覚系脳番地

目の情報屋。好きなもの、知っていることを優先して見る癖がある。トレーニングで能力が強化される。

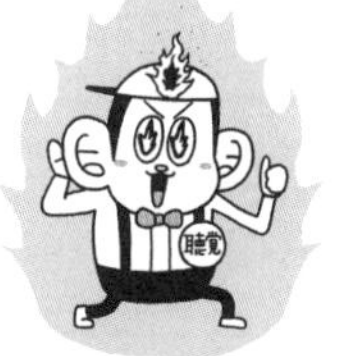

8 聴覚系脳番地

耳の情報屋。記憶系は視覚系より聴覚系の情報に先に反応する。好きなもの、知っていることを優先して聞く癖アリ。

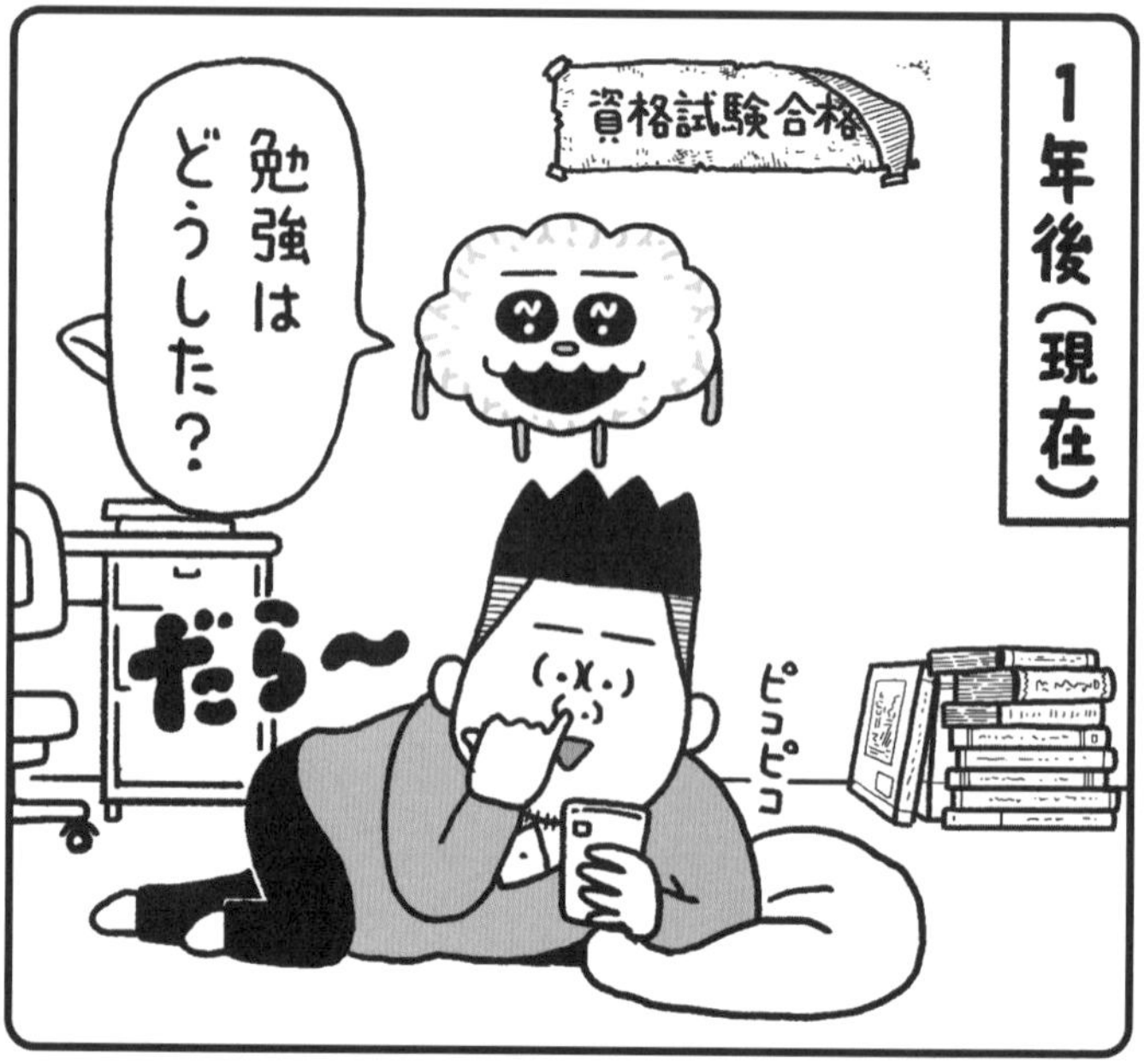
1年後（現在）
資格試験合格
勉強はどうした？
だら〜
ピコピコ

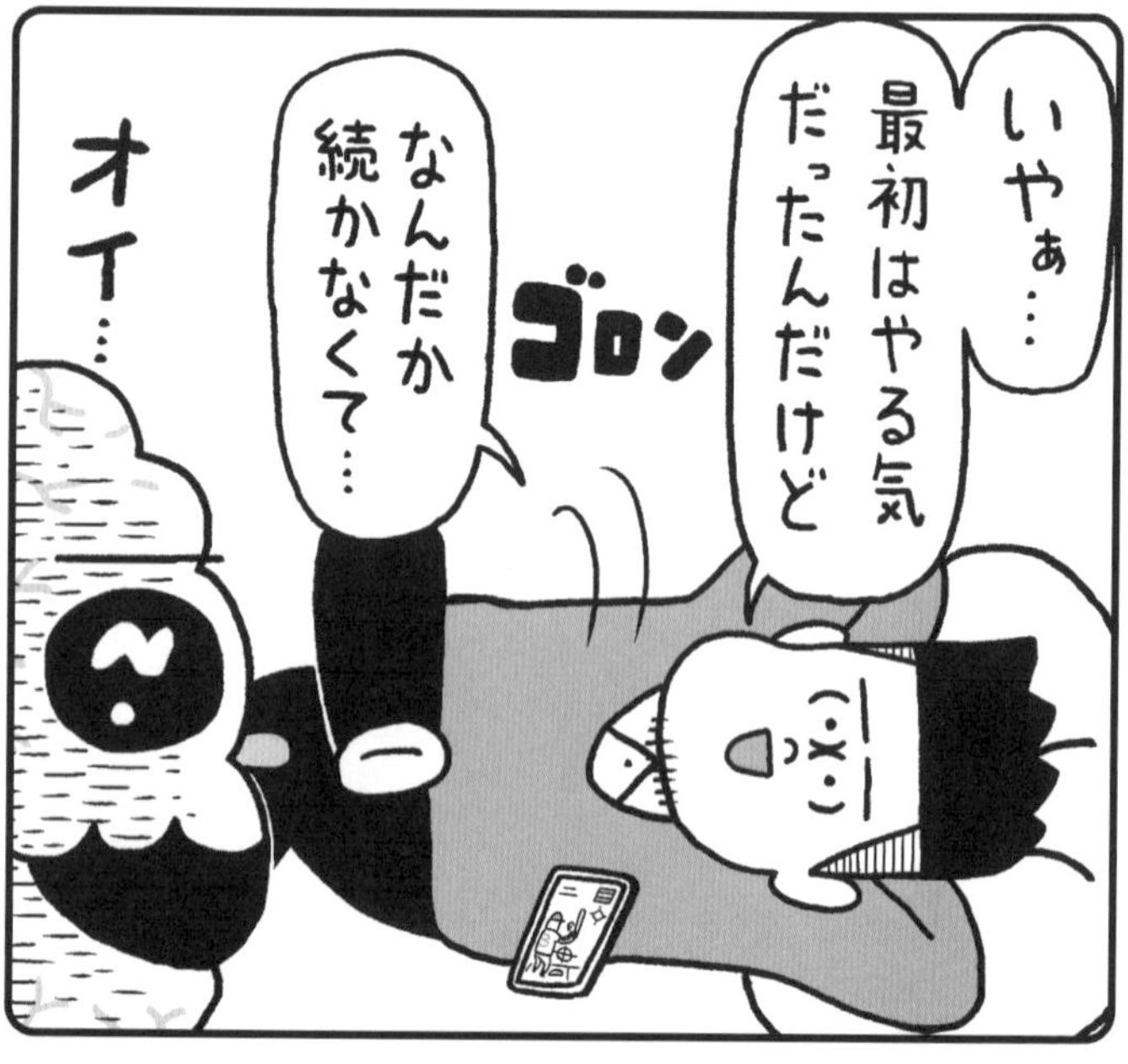
いやぁ…
最初はやる気だったんだけど
ゴロン
なんだか続かなくて…
オイ…

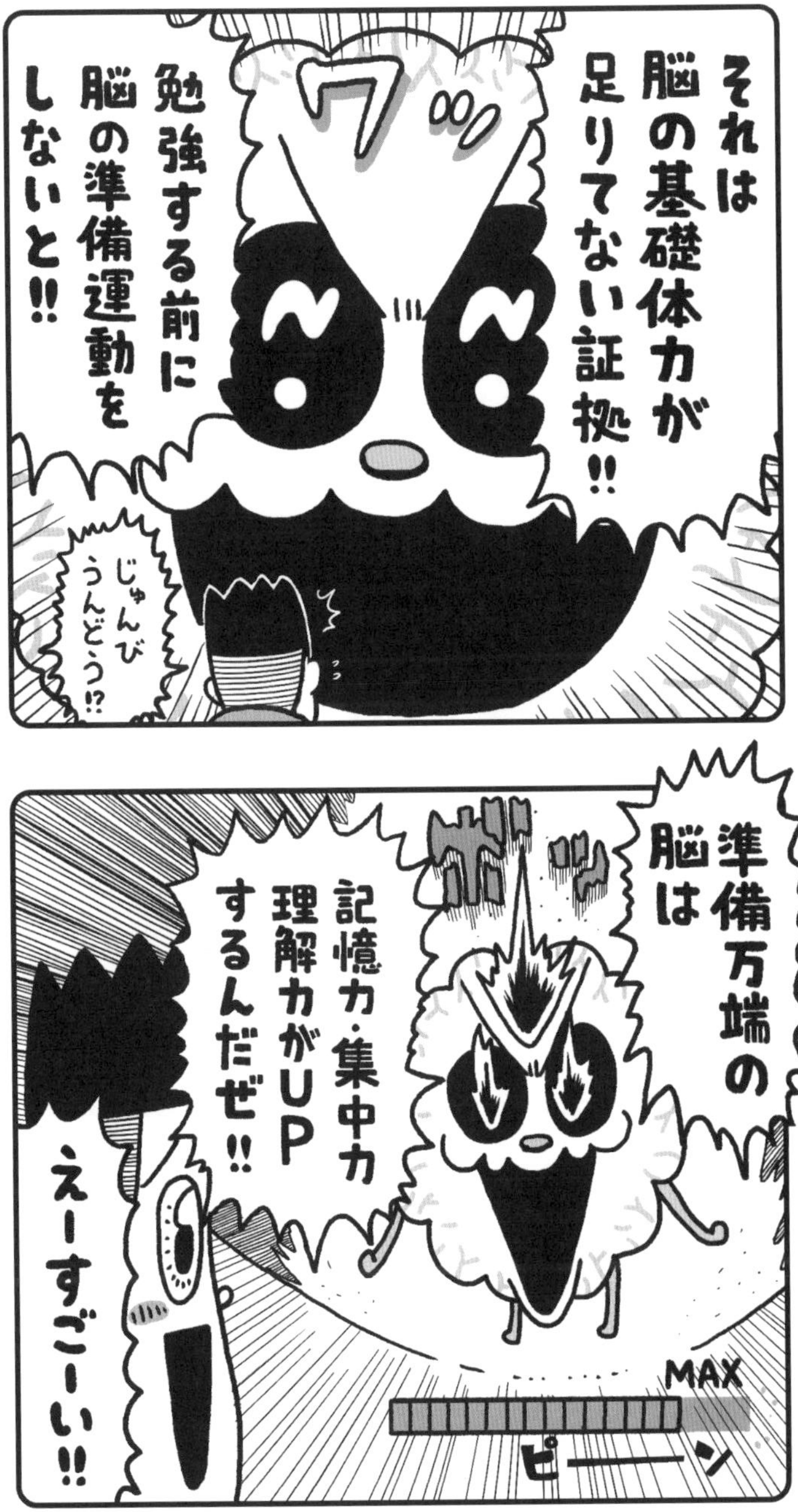

ワッ
それは脳の基礎体力が足りてない証拠!!
勉強する前に脳の準備運動をしないと!!
じゅんびうんどう!?
準備万端の脳は
ボッ
記憶力・集中力理解力がUPするんだぜ!!
えーすごーい!!
MAX
ピーーン

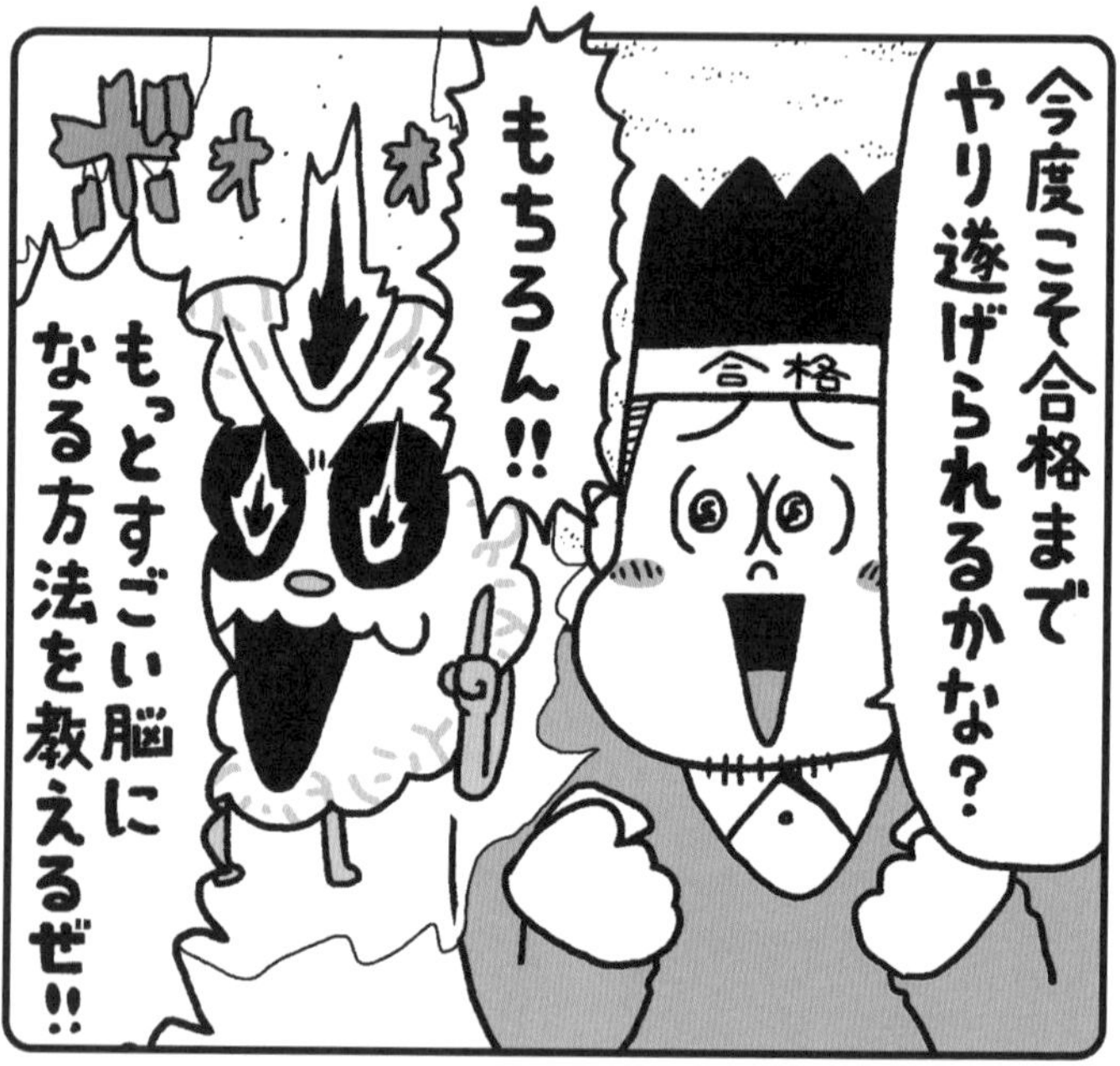
今度こそ合格までやり遂げられるかな？
合格
もちろん!!
ボオオ
もっとすごい脳になる方法を教えるぜ!!

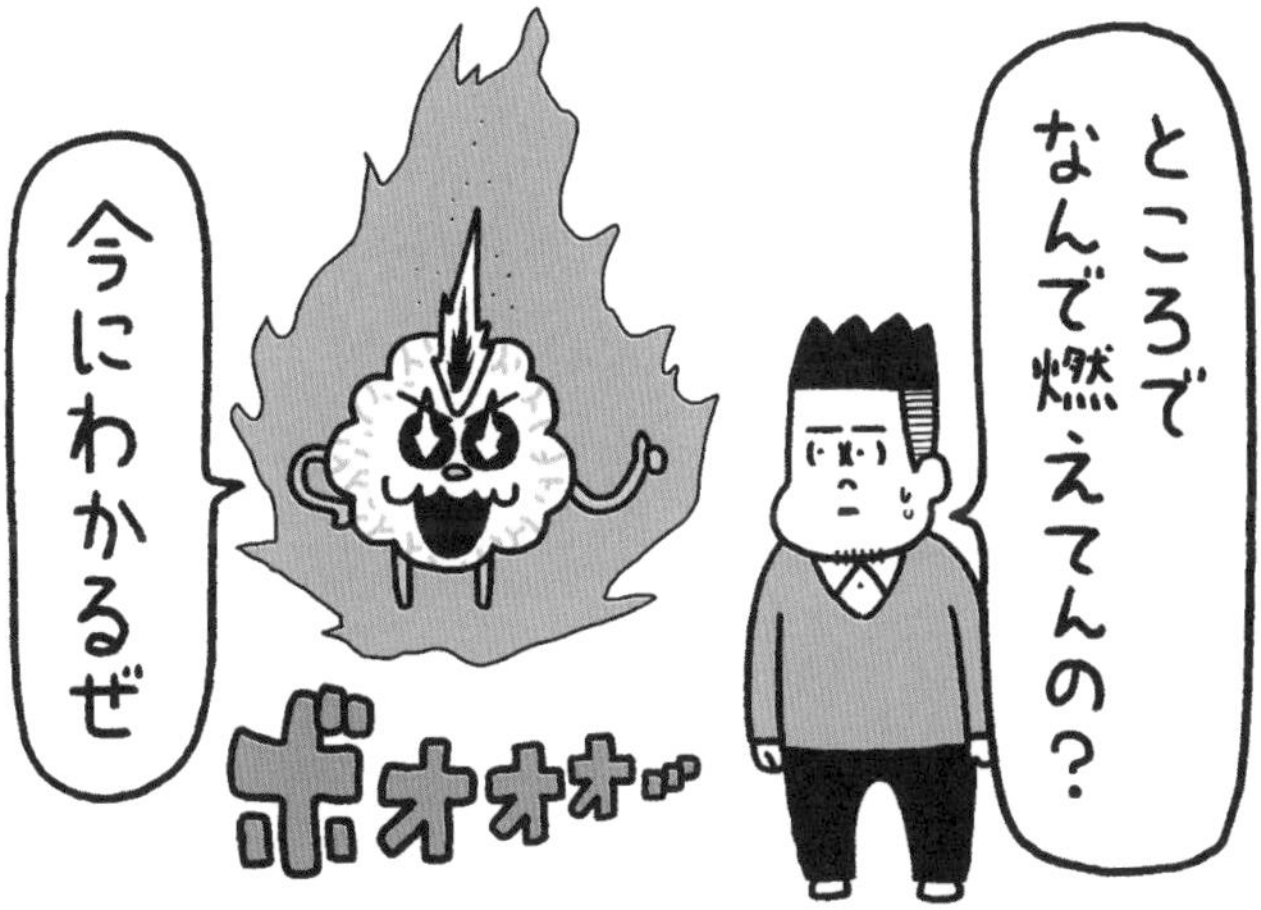

ところでなんで燃えてんの?
今にわかるぜ
ボオオオッ

この本は大人の脳の基礎体力を上げて、あなたに「ずっとやりたかったことを最後までやり切る」力を与える書です。

資格取得を目指している大人には「合格」をプレゼントします。

「大人の学び直しが流行っているな。よし、僕も今年は資格を取得するぞ」

「ずっと放置していた英語の勉強を再開してみよう！」

新年や新年度、誕生日を節目に目標やゴールを立てる人も多いのではないでしょうか。

しかし、半年後、1年後、掲げたゴールに近づいている人や目標を達成した人がどれくらいいるでしょうか。

最初の燃え上がるようなやる気がいつの間にかくすぶってしまい、買った参考書は積読状態、勉強のためにとダウンロードしたアプリはしばらく開いていない、大金を出したオンラインレッスンも回数がだいぶ残っていてこのままだと消化できずに期限切れ……。


「こんなはずじゃなかった！」

「本当の本当に、頑張ろうと思っていたんだ」

「自分なりに頑張ったはずなのに、不合格だった」

三日坊主で終わったり、勉強したはずが思うような結果を得られなかったりした経験を持つ人も少なくないはず。


実際に、40代、50代と年齢を重ねてくると、自分がやりたいと望むことなのに行動に移せない、実行力の弱った大人が増えていきます。

以前の自分なら心と体が直結しているかのように、フットワーク軽くさっと始められたり、動けたのに、最近は気持ちに体がついていかない。そう感じることはありませんか?

実行力の衰えを体力や気力のせいだと言い訳する人は多いですが、行動するように指令を出しているのは脳です。

前著『一生頭がよくなり続ける すごい脳の使い方』では、脳は中年期に最盛期を迎えることをお伝えしました。これは紛れもない事実です。

しかも中年期にしっかり脳を働かせることで、70代になっても、80代になっても脳はずっと右肩上がりに成長し続けます。

大人の学び直しは、脳科学的にも理にかなっているわけです。

前著の読者がSNSや読者ハガキで「まだまだ自分はやれるんだと生きる希望が湧いた」「勉強方法を変えて、難関国家試験に合格できた」というような感想を届けてくれることをとても嬉しく思っています。

一方で先ほどのように、前著を読んで始めようとしたものの実行力が弱っていたために、計画倒れになったり、思ったほどの効果を実感できなかったりという人もいるかもしれません。

脳科学の観点からは、実行力の衰えは、左脳の思考系脳番地の働きが落ちていると言い換えることができます。

本書で提案する「もっとすごい脳」になるためには、思っているだけではダメ。左脳の思考系を刺激して実行できる自分を取り戻すことが必要です。

しかし脳は、最初の一歩を踏み出すときに多くのエネルギーを消費するため、そもそもの脳の基礎体力がないと実行力はついてきません。

反対に考えれば、脳をいい状態に保つことができれば、すぐに始められる自分になれるし、中高年になって衰えていると感じていた記憶力・理解力・思考力・創造力・集中力を高めていくことができます。

もちろん、勉強した分だけ身になっていくという効率のいい大人脳も手に入ります。

これからは生成ＡＩやチャットＧＰＴなどとも脳はうまく付き合っていかなければならない時代です。

時代によってどんどん登場する新しいものに対して好奇心を持ち、受け入れ、理解して上手に利用する一方で、自分の脳もしっかり働かせて、脳をサボらせないようにしなければなりません。

もちろん新しいものを排除する生き方を選択するのも自由ですが、どちらの人生がより楽しめるのかを考えたとき、やはり、さまざまなことを受け入れることが脳の成長も促していくと考えています。

やろうと決めたことを最後までやり抜く脳。
学習したことをどんどん吸収し、それを応用していける脳。
新しい技術にも興味を持ち、理解する力がある脳。
誰だって、こんな脳を持ちたいものです。
しかし、なりたい脳にいきなりなれるわけではありません。
なりたい脳になるための練習をしなくてはいけません。

もっと言えば、やりたかったことを始める前には、脳の準備運動が必要です。
そして、脳の基礎体力を上げておかなければなりません。

私自身も学生時代、医師を志し、大学は医学部を受験しました。
がむしゃらに這いつくばって、友人とも遊ばず勉強に明け暮れていましたが、結果は不合格。現役時代、一浪時代と必死に勉強したのにダメでした。

そこで二浪目。思い切って勉強方法を変えました。毎日のように高尾山に登り、滝行までしました。

机の前に座っているだけの勉強を大幅に削り、体を動かしたり、自然を五感で感じる日々を過ごした結果、それが脳の準備運動となり、脳の基礎体力が上がることに繋がったようで、勉強時間は減ったにもかかわらず偏差値が上がり、合格することができました。


もし、あなたが頑張っているのに思ったような結果が出ないのであれば、脳の基礎体力が足りないのかもしれません。


どんなに運動能力が高い人でも、全く走ったことのないフルマラソンを一度も練習しないで走ろうとする人はいないでしょう。

準備運動をして、基礎体力をしっかりつけた人だけが最後まで走り切る体力と気力を持っているはずです。

脳も同じで、何かを始める前には、最初に脳科学的な準備運動が必要なのです。

21ページの画像は、煮干拉麺で人気を博す『ラーメン凪』の生田悟志社長の脳画像です。この画像を撮ったのはコロナ禍に入る直前くらいで、当時40代前半。生田社長はすでに時の人でした。新宿のゴールデン街で週1回営業する小さな店舗から口コミで人気が広がり、今ではアメリカ、中国、台湾、香港、シンガポール、フィリピンに出店し、国内外に100店舗(2024年4月現在)を構え、欧米へのさらなる展開を目指す一大企業へと成長しています。当時は会社が成長する一方で、自分自身の成長について悩んでいて、たどり着いたのが私のクリニックでした。

脳の成長を私は「枝ぶり」（脳画像内の黒くなっている枝のような箇所を指します）と呼んでいますが、生田社長のトレーニング前の脳画像を見ると、左脳の枝ぶりはいいのに対し、右脳は白い部分が目立って枝ぶりがはっきりしません。

生田社長は元来積極的で行動的な方で、左脳のワーキングメモリが強い傾向が見られます。

一方、右脳は運動不足と左手足を十分に使っていないことで、右脳のワーキングメモリが弱いことが見て取れました。

そこで、右脳の運動系と理解系脳番地のトレーニングを提案しました。

具体的には、運動系へのアプローチとして、「利き手と反対の手で体を洗う」「頭が働かなくなったらひたすら歩く」ことなど。理解系へのアプローチは「お腹のマッサージをする」「1日1回、人を笑わせる」「出かける前の10分間でカバンの整理をする」などの中から、自分の生活に取り入れやすいものを実行してもらいました。

頭皮や肩のこりも強くあったので、頭皮マッサージを施し、右脳のワーキン

脳番地トレーニングをする前とした後の脳

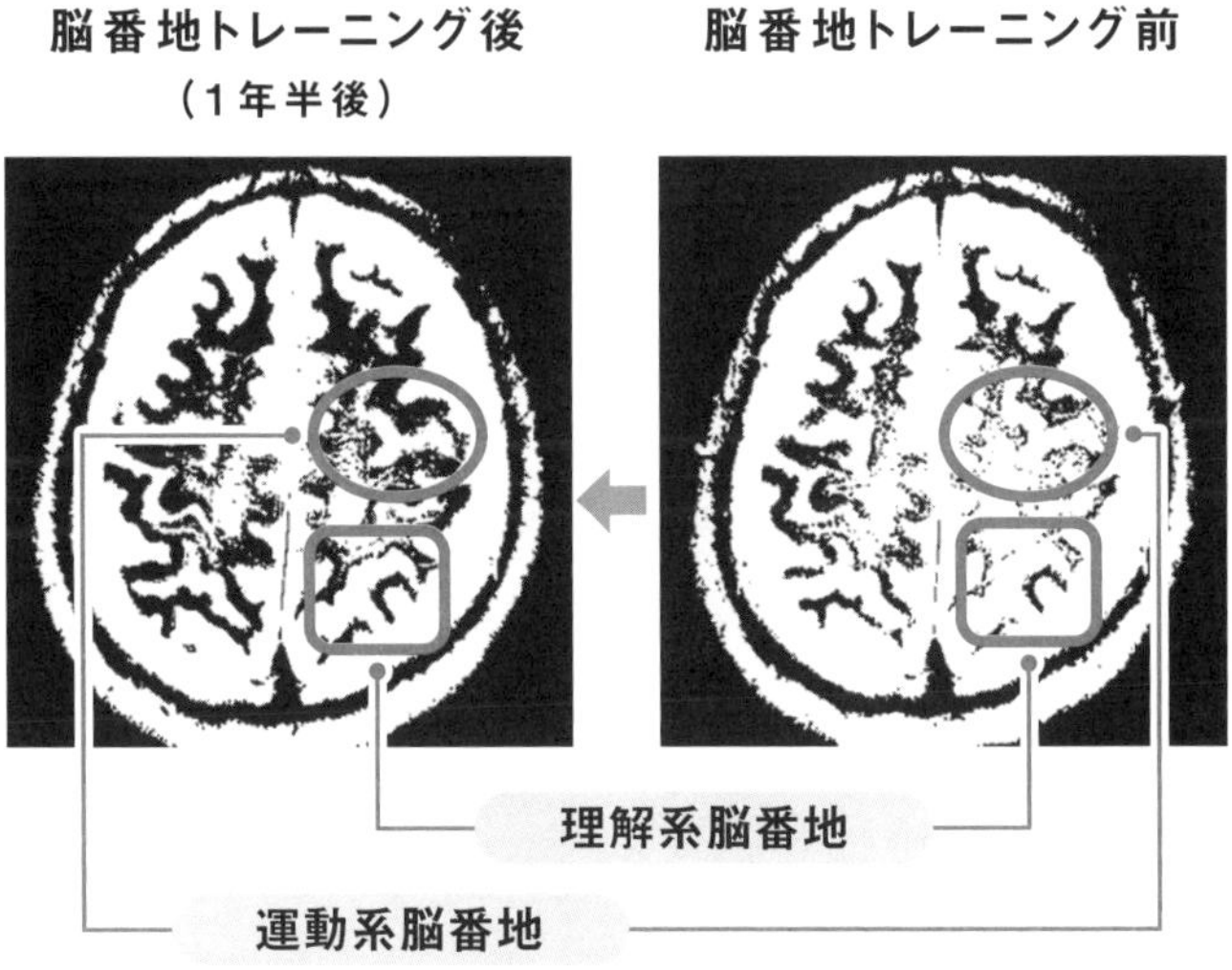

もともと高い能力がある脳でしたが、脳の体力をつけることによって、最大限に脳力を出せるようになりました。特に右脳の運動系、非言語の理解系脳番地（非認知能力に関与する）の枝ぶりが発達したことによって、実行力、交渉力、コミュニケーション力がアップしたことが脳画像からわかります。

グメモリを働きやすくしました。

また、睡眠の検査の結果、生田社長は睡眠中に無呼吸を起こしていることがわかったので、原因の1つである扁桃腺肥大を摘出することも含めた改善へのアドバイスも行い、睡眠の見直しにも取り組んでもらいました。

閉塞性睡眠時無呼吸症は、睡眠中に呼吸が止まることで脳に酸素が送られず低酸素状態になり、本来、副交感神経が働いているはずの睡眠中に交感神経優位な状況を作り、脳や心臓に慢性的なダメージを与え続けることになります。

睡眠中の脳が休まらないのはもちろん、そのまま放置しておくと、脳や心臓の病気を発症したり、脳に老廃物のアミロイドβが蓄積しやすくなり、認知症の発症にも関係してくることが多くの研究で報告されています。

生田社長がすごいのは、私の話を聞きながらメモを取るだけではなく、それを自分の今後にどう活かせるか、自分は次にどんな行動をすべきか、未来の自分をどう変えていけるかを考えながら話を聞けるところです。

そして、睡眠の改善のように、自分の未来の展望と照らし合わせて必要と判断したことを素直に即実行できること。その結果が、1年半後の脳画像です。

脳の後ろにある視覚系も真っ黒に成長してさらに非言語の理解系脳番地（言語を使わずに理解する能力に関係する領域）も発達しています。

真ん中より少し前側にある運動系はほぼ真っ白だったのが、しっかりとした枝ぶりが見えるように変化しました。

右脳の後ろ側ですっぽり抜け落ちていた理解系の枝ぶりは見事に復活！

生田社長が飲食業界に厳しい状況をもたらしたコロナ禍を乗り切ってアメリカに進出して成功を収め、行列の絶えない人気ラーメン店として名を馳せたことは、脳の体力が向上したこととけっして無関係ではないはずです。

ここまでまんべんなく脳全体の枝ぶりがよくなっていれば、思考力・実行力・決断力・創造力、すべてが向上して、生活にも仕事にもいい影響を多数もたらしたことでしょう。

生田社長は、流行り廃りの激しいラーメン業界で名を馳せるほどの人ですから、逆境に打ち勝つ力や自分に必要な情報に対する吸収力にはやはり素晴らしいものがありました。

しかし、生田社長だから脳の枝ぶりをよくできたわけではなく、誰でも、何歳からでも思い描いた脳を自分自身で作っていくことは可能です。

脳の枝ぶりを成長させることができれば、脳番地の働きも活発になり、脳の処理スピードも速くなります。

脳番地内の連携も深まるため、仕事に、勉強に、プライベートに、人生すべてにおいて意欲的に励むことができるでしょう。

本書を手に取ってくださったあなたは、未来の自分のために勉強を頑張りたいという思いを抱いている人なのだと思います。

未来の自分のために、今できることが、ここから先のページにはたくさん詰まっています。

あなたが何歳でも、脳は必ず自分の力で変えることができます。

そして、自分の脳を変えることは、自分の価値を変えることに繋がります。

「もっとすごい脳」を手に入れ、これからの自分へのギフトとしてください。

脳内科医／医学博士　加藤俊徳

序章

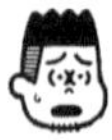

基礎体力がないマズい脳の状態とは

1章

一生頭がよくなり続ける脳のすごい準備運動

2章

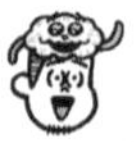

他人と差をつける大人のすごい勉強法

3章

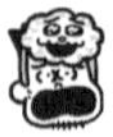

大人が試験に合格するためのすごい勉強計画

4章

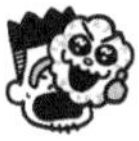

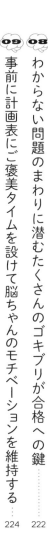

脳の基礎体力を上げ続けるすごい習慣術

【参考文献】

『50歳を超えても脳が若返る生き方』（加藤俊徳著／講談社）

『脳科学的に正しい英語学習法』（加藤俊徳著／三笠書房）

『「名前が出てこない」「忘れっぽくなった」人のお助けBOOK』（加藤俊徳著／主婦の友社）

『Newton大図鑑シリーズ　脳大図鑑』（河西春郎〔監修〕、坂上雅道〔監修〕、柳沢正史〔監修〕／ニュートンプレス）

STAFF

ブックデザイン　三森健太（JUNGLE）
イラスト　うのき
図版　WADE
校正　ディクション
DTP　アルファヴィル
特別協力　生田悟志
（https://lit.link/satoshiikuta）
協力　今富夕起
編集　片山緑（サンマーク出版）

序章

基礎体力がないマズい脳の状態とは

最初はやる気いっぱいだったんだけどさ、そのやる気が長続きしないというか。資格を取りたいって気持ちは今もあるんだけど。

言い訳ばっかりして。ところで……脳の準備運動はした?

準備運動……?

君がやる気を出しても、脳にも脳の都合がある。脳のコンディションを万全にしてもらわないと。

脳にもコンディションあるんだ……。

当然だろ。運動する前には必ず準備運動するだろ?

まぁ、そうだけど。

01

「やろうと決めたことをやれない」人の脳の状態とは

「昇給試験に向けた勉強をするぞ」

同じ会社に勤めるAさんとBさんが意気込みました。2人は同じ大学の同じ学部を卒業し、年齢も同じ。同僚です。いわゆる基礎学力がほぼ同じ状態で、2人は同じ参考書を購入し、勉強をスタートさせました。

半年後、Aさんは不合格。Bさんは合格して昇給しました。

2人の違いはどこにあったのでしょうか。

Bさんは計画を立てて、平日の隙間時間で勉強を続けました。

一方、Aさんは週末のまとまった時間を勉強にあてていましたが、予定が入ったりしてなかなか時間を確保できなくなります。「試験まであと3カ月もあるし、また来週やろう」。それが何週も続き、いつの間にか最初の決意はどこへやら。気づいたら試験は目前。試験1週間前に慌てて勉強し始めましたが、全然頭に入らずそのまま当日を迎えました。

まさにAさんは自分！　そう感じた人は、少なくないでしょう。

思い当たる節のある人は誠にもったいないことに、現状では、自分の〝脳力〟を使い切れていません。

脳は、初めてのことに挑戦するときに、大量のエネルギーを消費します。

脳のコンディションが整っていないと、最初の一歩を踏み出すことが困難なのです。

体調でも同じですよね。どこかに痛みがある、なんだか調子がすぐれないときは、「さあ、やろう」と立ち上がるまでに時間がかかったり、いざ取り掛かってもなかなか集中できなかったりするものです。

でも、いつでも体調は万全！と胸を張って言える人が少ないように、脳のコンディションがいつも最高！という人も少ないのです。

社会人になると多くの人が同じような日々を繰り返すことになります。

仕事をしている人なら、仕事でよく使う脳番地ばかりを使う「仕事脳」になってしまうのは、やむを得ないこと。

だからこそ、8つの脳番地への理解を深めて、あまり動かしていない脳番地を意識的に動かすことが大切。

そうすることで、脳の基礎体力を底上げすることができ、結果的に、人生がポジティブに回り出すようになっていきます。

「ところで脳の準備運動はした？」

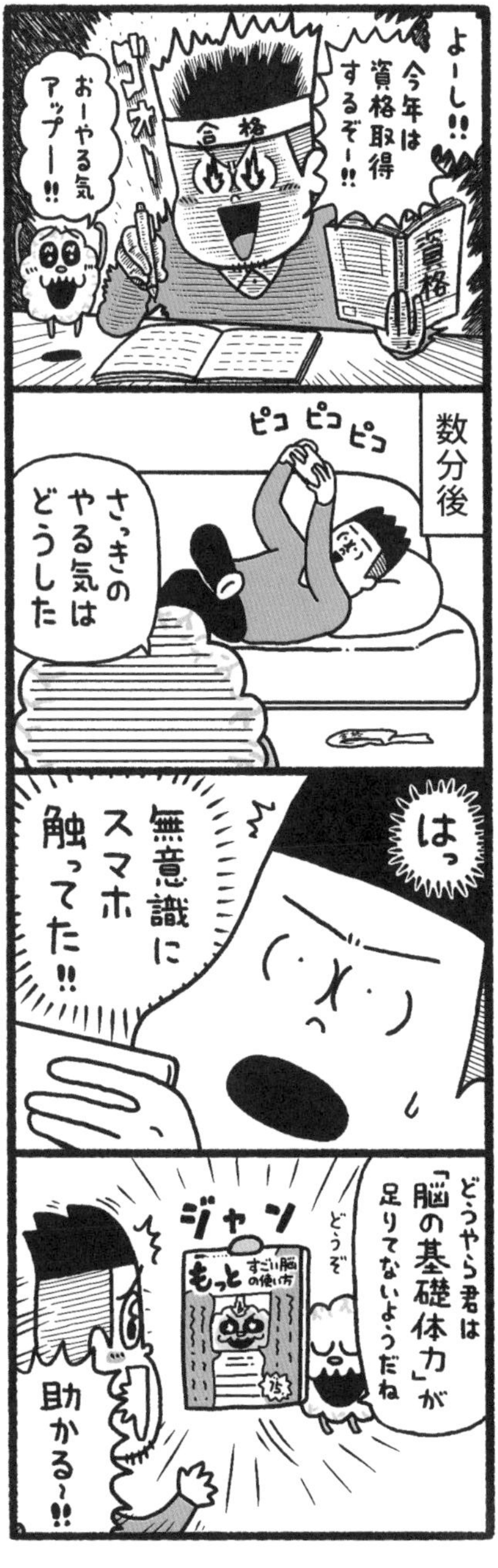
よーし!! 今年は資格取得するぞー!!
ゴオー
おーやる気アップーー!!
合格
資格
数分後
ピコ ピコ ピコ
さっきのやる気はどうした
はっ
無意識にスマホ触ってた!!
どうやら君は「脳の基礎体力」が足りてないようだね
ジャン
どうぞ
もっと すごい脳の使い方
助かる〜!!

勉強を始める前にしっかり脳の準備運動をして、脳の基礎体力を上げておこう。そのほうが効率よく脳が働いてくれるため、結果が得られやすくなるんだ。

左ページの画像を見てください。これは、50代の女性の脳画像です。

彼女はとても優秀なビジネスパーソンでしたが、仕事では責任のあるポジションを任され、プライベートでは親の介護もしてという生活の中で、徐々に心を失っていきました。

本来、ビフォア脳画像のように真っ白に示された脳の状態では、日常生活を送るのも困難だったはずです。

しかし、彼女は持ち前の真面目さと粘り強さで、どうにか会社へは行って、ギリギリの状態で仕事をこなしていました。

職場に通って仕事をしていたことで、手足を動かす運動系脳番地はかろうじて動いていましたが、口を動かす脳番地は真っ白。聴覚系脳番地は極端に弱っていて、人の話を聞けないし、聞いても頭に残らない。感情系脳番地も真っ白だったため、本来の自分らしい姿で他人とコミュニケーションを取ることができなくなっていました。

基礎体力がある脳とそうでない脳の差

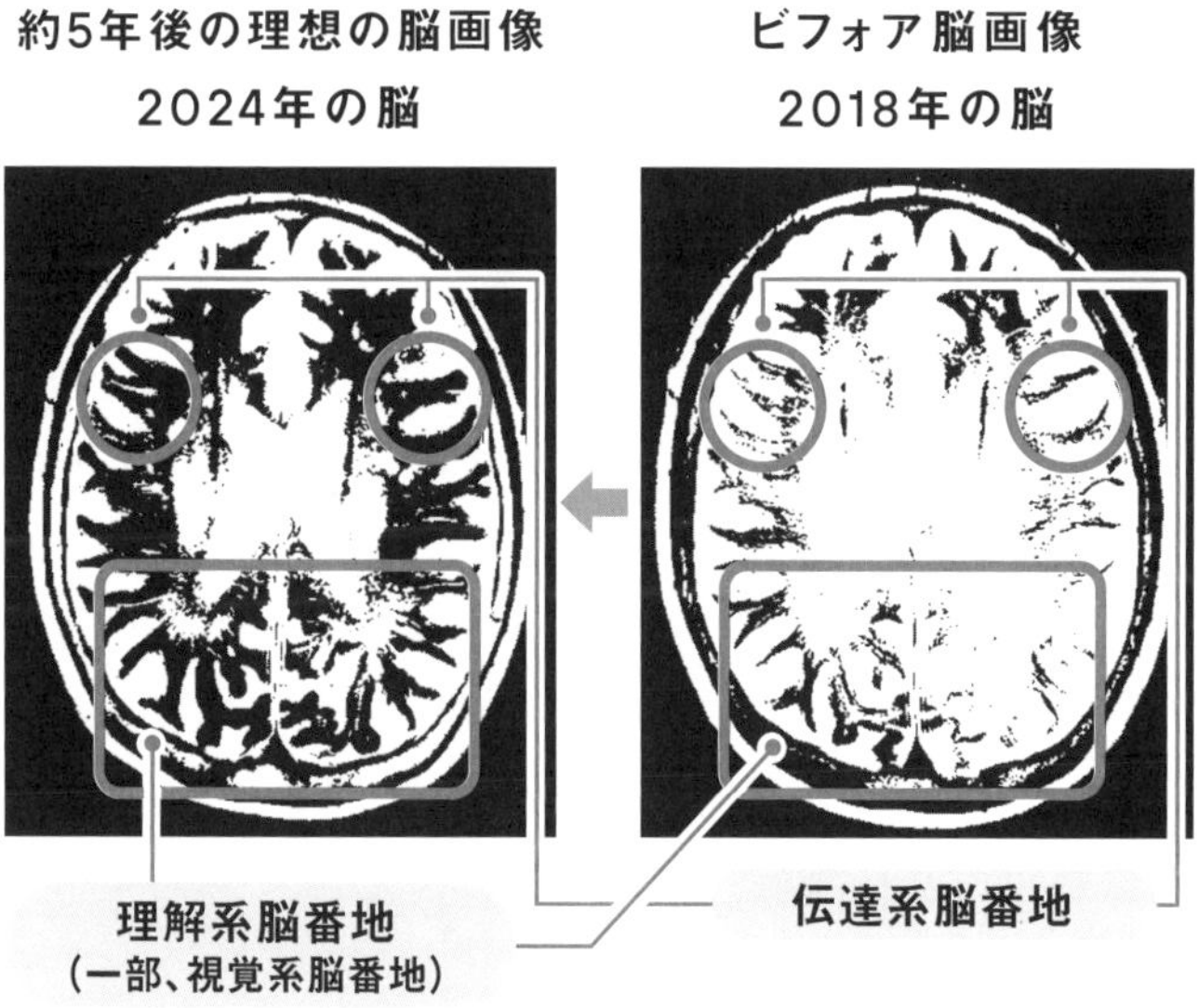
約5年後の理想の脳画像
2024年の脳
ビフォア脳画像
2018年の脳
理解系脳番地
(一部、視覚系脳番地)
伝達系脳番地

2018年のときは、ご本人も「他人の話を聞いても頭に残らない」とおっしゃっていました。実際、口を動かす脳番地は真っ白で、伝達系・運動系・聴覚系・視覚系・理解系が働いておらず話せない、聞けることがあってもほとんどわからない、考えられない状態でした。しかし、トレーニングメニューをお伝えしてから、約5年後には「理想の脳」の状態と言えるほどに脳が成長。脳の枝ぶりが黒々とはっきり見えて、基礎体力がしっかりつきました。

8つの脳番地を動かすトリガーは、体を動かすこと。
この画像の50代女性には、買い物に行ったときはなるべく店員と言葉を交わすこと、思い出の歌の歌詞を書き出すことなどをアドバイスし、まずは運動系脳番地を動かすことから始めてもらいました。

年を追うごとに彼女の脳の枝ぶりは豊かになっていき、初めてお会いした日から約5年後には、8つの脳番地がバランスよく発達し、理想の脳画像の見本とも言えるような素晴らしい枝ぶりになりました。

このような最高の脳の状態になると、脳番地が連携プレーで働くことができるので、やりたいと思ったことを即実行に移せるし、人と会うことが楽しくなるし、仕事もはかどる上に結果もきちんとついてくるという好循環の波に乗れます。

実際にこの女性も、今では毎週のようにハイキングや山登りを楽しみ、コーラスグループにも入るなど、仕事以外の時間も充実させることができています。

彼女は学生時代に心理学を学んでいたそうで、「脳を見ず、メンタルだけを見ていては解決しないことがあると知りました」とおっしゃっていました。また、「脳画像で客観的に自分の脳の状態が見られたのが心強かった。自分らしい感情を取り戻せたことが嬉しい」と話してくれました。

正直、メンタルな病の診断がついていたであろう脳の状態でしたが、適切なアプローチを重ねていくことで、誰もが羨むような脳へと成長させることができる。彼女はそのことを証明してくれました。

最近、物事を前向きに受け止められない。やる気はあるけど行動が伴わずに空回りしている。人との付き合いが億劫になってきた。

こういった自分の変化を感じている人は、脳を育て直すことで、本来の自分らしい姿へと時間を巻き戻すことが可能です。

02

勉強を始める前に脳の準備運動をしよう

これまで紹介した2人の脳画像を見るとわかるように、脳は年齢に関係なく、日常の行動次第で変化するものですし、成長させたいという心がけのもとに行動すれば、何歳になっても枝ぶりを豊かにしていけます。

脳の枝ぶりがいい状態とは、脳のベースが整っていて、基礎体力が十分に備わっている状態と言えます。

脳の基礎体力がないと、いざやる気になっても三日坊主で終わってしまったり、努力をしたほどの結果が得られず途中で投げ出してしまったりなど、夢が夢のままで終わってしまう人生になる可能性を高めてしまいます。

勉強の時間がなかなか確保できないと嘆く忙しい社会人こそ、やりたいと思い立ったときに機を逃さず、すぐに始められる自分でありたいと思っているでしょうし、やると決めたらそのことにパッと集中できる切り替え上手な自分でいたいと願うことでしょう。

理想の自分に追い付かないのは、あなたの心が弱いわけではありません。

やる気が出ない、続かないというのは、脳の状態に原因があることがほとんどです。

脳は毎日の過ごし方次第で、いかようにも変えていけます。

運動の前には準備体操をして、体の柔軟性を高めたり可動域を広げたりしておくように、脳をよく働かせようと思ったら、枝ぶりをよくしておくような準備を常日頃からしておきましょう。

03

脳を自家発電できるようになると集中力、理解力、注意力、記憶力がアップ

8つの脳番地は、それぞれが単独で働くことはほとんどなく、その場の状況に応じて必要な脳番地同士が連携しながら、考えや行動を決めています。

しかし、41ページの50代女性のビフォア脳画像のように、脳番地の活動がほぼなく、脳画像に枝ぶりが映し出されないほど真っ白になっていると、脳番地同士の連携もできなくなってしまいます。

たとえば、Xにたくさん流れてくるポストの中でも、自分が贔屓にしているサッカーチームの名前は、視覚系や記憶系のおかげですぐに目に留まります。

スマホを閉じた後も「次の試合の日に何か予定が入っていたっけ」「友達を誘ってチケット取ろうかな」と考えられるのは、脳に新たな外部からの入力がなくても、脳内で各脳番地が連携しながら情報を回せる「自家発電」の能力が備わっているから。

しかし、脳の枝ぶりが弱々しいと、本来なら引っかかる情報を目にしても感情系が動かなかったり、たとえ入力があっても脳の連携が取れないために1つのまとまった考えとして思考することが難しくなってしまいます。

脳番地の連携が取れないと、集中力、理解力、記憶力などすべての力が弱まってしまい、物事を自らの力で推し進めていくことができなくなります。

脳の枝ぶりをよくし、情報をぐるぐる回して自家発電しながら自分にとって何がベストかを判断して行動できるようになると、もっと人生に欲張りになれますよ。

1 章

一生頭がよくなり続ける脳のすごい準備運動

準備運動をして脳の基礎体力を
つけなきゃいけないのはわかったけどさ、
それってどうやるの?

脳をやる気にさせるために発火させるんだ。

発火? 脳を燃やすの?

実際は火ではなくてバチバチッと電気信号が出る。これが脳細胞への刺激になって、脳番地が動き出すんだ。

……へぇ。

全然わかってないだろ。大丈夫。
発火と脳の連携の仕組みを理解できれば、もっとすごい脳に一気に近づくから。

頼んます。

01 そもそも脳番地はどのようにして連携を取っているのか

では、肝心の脳の準備運動はどういうものなのか。
どうすれば脳の基礎体力を上げて、自家発電できるようになるのか。
そもそも、脳番地はどうやって連携を取っているのか。
少し専門的な言葉も交じってしまいますが、わかりやすく解説していきましょう。

あなたが公園のベンチに座ってぼーっと息抜きしているときも、脳の中ではいくつかの脳番地が働いていて、毎秒1～5回の電気信号が送り出されています。

公園で、ふと桜が咲き始めていることに気づき、「あっ」と笑顔がこぼれた瞬間、電気信号は毎秒50~100回程度にまで増えます。

さらに、その公園に何年も会っていない親友が偶然現れでもしたら、脳は興奮状態となって毎秒500回以上の電気信号が送り出されることでしょう。

この電気信号が活発になった状態を、脳科学では「発火」と呼びます。

もっとすごい脳を手に入れるためには、この発火をコントロールすることがめちゃくちゃ重要です。

脳には1千億個を超える神経細胞(ニューロン)があり、ニューロン同士は髄《ずい》鞘《しょう》に包まれた軸索という紐のようなもので繋がっていて、その繋ぎ目には数千~数万個のシナプスがあります。

脳が活動しているとき、シナプスにはひっきりなしに電気信号が送られてきて、一定量を超える電気信号が溜まると発火が起こり、その情報が軸索の束でつくられる白質へと送られて別のニューロンへと情報が送られます。

このような流れで脳番地の細胞は情報を共有し、連携プレーを行っています。

入力される情報にインパクトがあればあるほど強い発火が起こります。

その情報は脳内で伝播されていき、脳の活動は活発になります。

その結果、脳の働きもよくなって、もっとすごい脳になれるというわけです。

8つの脳番地は、たいていの場合、目や耳、皮膚感覚から得た情報がインプットされたところから活動が始まり、感情が動き、理解して、思考し、結論を出し、アウトプットする、といったように連携プレーで働いているのです。

02 もっとすごい脳への鍵となる〝ファイアリング〟って何？

前著でもお伝えしたように、日頃、よく使っている脳番地同士は連携が強く、高速道路のようにスイスイとスムーズに情報の伝達ができます。

一方、普段あまり活用していない脳番地の伝達スピードは、その使用状況によって流れのいい二車線の一般道路だったり、ノロノロ運転の狭い一方通行道路だったりというイメージです。

先ほどの50代女性のビフォア脳画像では真っ白な脳番地が多くありました。あそこまで脳番地の働きが抑えられてしまうと、道路は寸断され、車での行き来はほぼ不可能。連携プレーなど望むべくもありません。

ネットで商品を購入しても、交通手段がないから届かず、新しい刺激も情報も何も入ってこない……。

まるで、陸の孤島のような状態で貿易が成り立たないのです。

もっとすごい脳には欠かすことのできない、脳の連携プレーにも先ほどの発火が強く関係しています。

目や耳から脳に情報がインプットされると、視覚系や聴覚系の脳番地が発火します。

これは、ニューロンの発火なので「ニューロナルファイアリング」と言います。

本書ではわかりやすくするために、単純に「ファイアリング」と呼ぶことにします。

そして、インプットされた情報を理解系や思考系の脳番地に届ける情報伝導道路の役割をしているのが「ネットワークファイアリング」です。

つまり、脳内では、脳番地のファイアリングが起こり、ネットワークファイアリングによって情報が伝達され、また次の脳番地でファイアリングが起こり……ということが繰り返されているのです。

さらに言うと、最初の情報入力のインパクトが強いほど、ファイアリングも強火になり、ネットワークファイアリングから次のファイアリングへと伝播しやすくなります。

最初のファイアリングが強ければ強いほど、記憶としても残りやすくなります。

しかし、ここで問題になるのが、脳の枝ぶりです。

日頃、あまり使っていない脳番地では枝ぶりも弱々しく、働きが落ちているためにファイアリングも起こりにくくなっています。

強いファイアリングがないとネットワークファイアリングへと繋がっていかず、そこで連携プレーが断たれます。

さらに、ノロノロ運転の道路があると情報を伝える力も弱まり、ネットワークファイアリングが起こりません。

せっかくインプットされた情報を活かし切ることが難しくなるのです。

脳の枝ぶりをよくしていくことは、脳番地をまんべんなく働かせて、自分にとって必要な情報を最大限に活かすことに繋がります。

そのためには、各脳番地の特性を知るとともに、それぞれの脳番地がどうしたらファイアリングをするのかをまずは知っておくことが大切です。

「ファイアリングとネットワークファイアリングの仕組み」

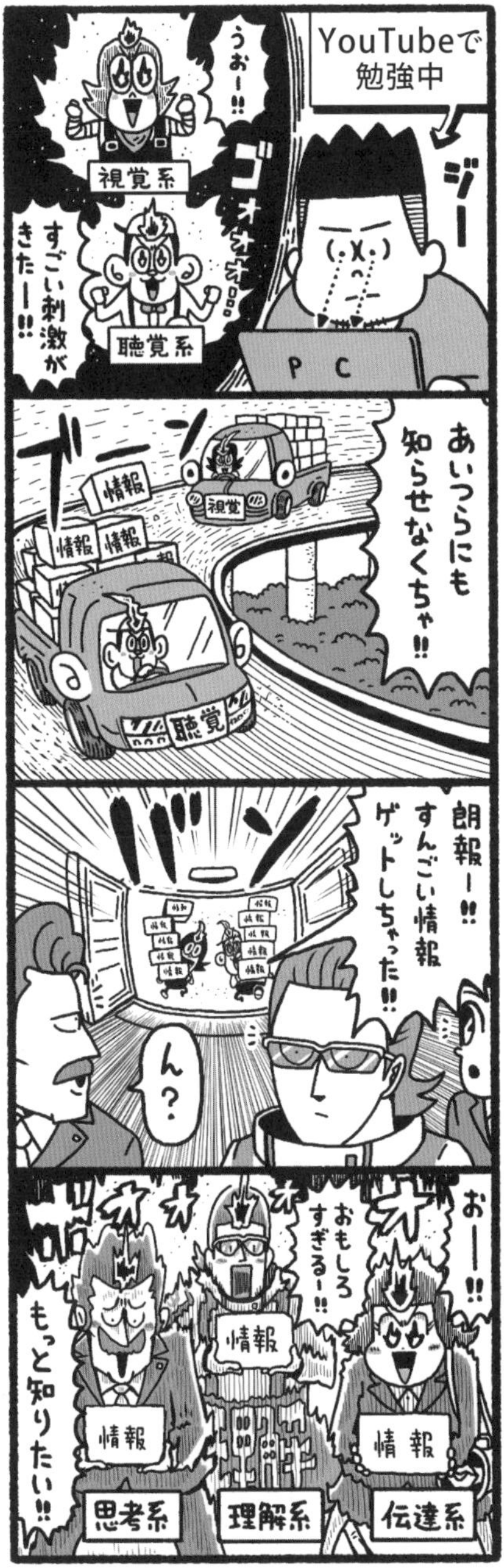

YouTubeで勉強中
ジー
P C
ゴオォォォ
うおー!!
視覚系
すごい刺激がきたーー!!
聴覚系
あいつらにも知らせなくちゃ!!
情報
情報
情報
視覚
聴覚
朗報ー!! すんごい情報ゲットしちゃった!!
ん?
おーー!!
おもしろすぎるー!!
もっと知りたい!!
情報
情報
情報
伝達系
理解系
思考系

もっとすごい脳になるためには、いかに強いファイアリングを起こすかということと、いかにスムーズなネットワークファイアリングを築いて、情報を速く他の脳番地に伝導することができるかの2点が重要になる。

03

大人脳をフル回転させるために脳内で3度の発火を起こせ！

各脳番地のファイアリングを説明する前に、ファイアリングとネットワークファイアリングの関係について、もう少しだけ説明をしておきましょう。

脳のファイアリングには、短期反応・中期反応・長期反応の3種類があります。脳番地の連携プレーがうまくいっているときは、次のような流れでファイアリングが起こります。

入力による最初のファイアリング／短期反応（最初の発火）↓ネットワーク

ファイアリング→中期反応（2度目の発火）→ネットワークファイアリング→長期反応（3度目の発火）という順番です。

短期反応では視覚系・聴覚系・運動系＋感情系の一部が動きます。

何かを見て反応すれば視覚系脳番地がファイアリングしますし、聞こえてきた物音に反応すれば聴覚系脳番地がファイアリングします。

短期反応は、情報収集に長けた入力系の脳番地が担当しているため、入力系ファイアリングと呼ぶことにします。

入力系ファイアリングは、見ている間、聞いている間、何かに触れている間だけ反応があり、対象物から離れると反応しなくなるのが特徴です。

ライターをカチッと押している間だけ火がついて、指を離せば火は消えます。ちょうどそのようなイメージです。

この最初の入力系ファイアリングで強い短期反応があった後は、そのまま

ネットワークファイアリングが起き、中期反応（2度目の発火）へと引き継がれます。

たとえば、ずっと探していた時計についに出合ったという強い入力系ファイアリングが起きると、次の中期反応では、「欲しい、でも今は財布を持っていない。次に来たときには売り切れているかもしれない。そうだ、スマホのカード決済で買っちゃえ」など、理解系・思考系・伝達系脳番地がフル回転して強いファイアリングが起こります。

中期反応は、入力系ファイアリングによって得た情報を最適な方法で料理しているような段階です。

情報という名の具材を活かすために、炒めたり、煮込んだり、蒸したり。火加減を調節しながらおいしく調理するのが中期反応です。

中期反応からさらにネットワークファイアリングが起こると、記憶系や感情

系の長期反応(3度目の発火)が起こります。

記憶系・感情系脳番地は、発火後も、90秒間ほどは働き続けていることが脳血流の測定からわかっています。

時計を購入した後も興奮が冷めやらず、胸がドキドキと高鳴ったり、嬉しくてニマニマしたりなど、購入の余韻を引きずっている感覚こそが、記憶系・感情系が働いている状態です。誰にでも思い当たることがあるでしょう。

長期反応を短期・中期と同じように料理にたとえるなら、火を消してもグツグツと沸騰し続ける土鍋のようなイメージです。

脳の枝ぶりをよくしておくと、理解力、思考力、決断力などが向上するため、各脳番地でファイアリングしやすくなり、短期反応→中期反応→長期反応までがスムーズに行われます。

短期反応だけで終われば、それはただ見聞きしただけで、記憶には残りません。中期反応まで行ったとしても、結論が出ずアウトプットまで到達しないことがほとんどで、放っておけば記憶はそのうち消えていきます。

長期反応までたどり着けば、感情も動いて記憶に残りやすくなるというメリットがあります。

また、脳番地の連携プレーがスムーズだと、脳に余計なストレスがかかることがなく、日中の脳を自分のしたいことに集中させることができるように変わっていけます。

大切なのは、最初の入力系ファイアリングをいかに強くするか、連携プレーを行うために、各脳番地の働きをいかによくしておくかです。

もっとすごい脳にしていくために、次のページからは、8つの脳番地ごとにファイアリングの特徴を紹介していきます。まずは入力系ファイアリングの要である、視覚系、聴覚系から見ていきましょう。

【最初の発火は強ければ強いほどいい】

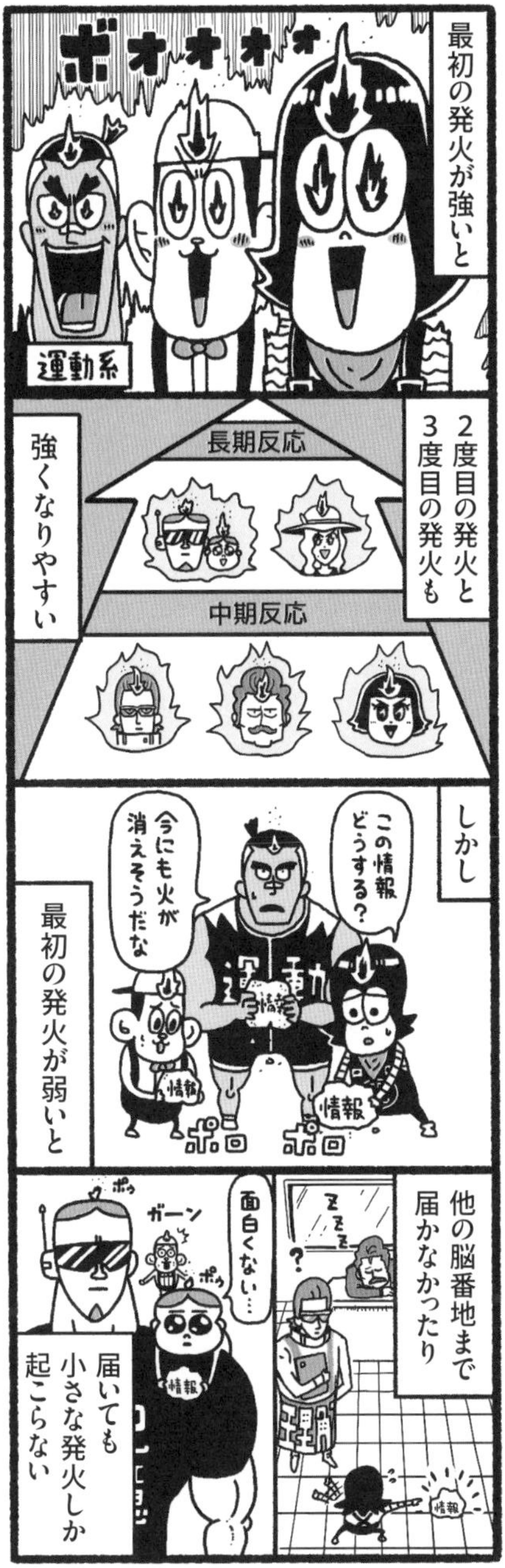
最初の発火が強いと
ボオオオオ
運動系
2度目の発火と3度目の発火も
長期反応
中期反応
強くなりやすい
しかし
この情報どうする?
今にも火が消えそうだな
最初の発火が弱いと
情報
情報
ポロ
ポロ
他の脳番地まで届かなかったり
面白くない…
情報
届いても小さな発火しか起こらない
ガーン
ポゥ
ポゥ
情報

聴覚系と視覚系のファイアリングの強さが大きいと、次の脳番地のファイアリングも強くなり、結果として脳がフル回転する。しかし、興味も関心も小さい情報のファイアリングだと、他の脳番地まで伝導されない。

04

トレーニングによって向上する視覚系脳番地

視覚系脳番地は、目で見た映像や画像、読んだ文章を脳に集積させていくのが役目です。

意識的に見ようとしなくても何かを見ればファイアリングするので、起きて目を開けている間は、強弱はあるものの、常にファイアリングし続けている状態です。

静止画だけを見ていても視覚系脳番地はファイアリングしにくく、動画や動いているもの、カラフルなもの、光の点滅など刺激のあるものに対して強くファイアリングします。

しかし、激しいフラッシュの点滅など刺激が強すぎるものは、視覚野の酸素消費や血流が一気に上がって気を失ってしまうこともあるので要注意です。

頭の回転が速いと言われている人は、視覚系の精度が高い傾向が見られます。メールを読んでも、写真を見ても、同じ資料から得られる情報の量が多く、そのスピードも速いのが特徴です。

そもそも視覚系は他の脳番地と比べて一瞬のうちに仕入れる情報の量が圧倒的に多いです。そして視覚系が入手する情報の量、質、精度は、トレーニングによって向上させることができます。

視覚系脳番地のファイアリングを強くするトレーニング法として、物事をゆっくり、注意深く見ること、眼球をよく動かすこと、波や雲など、流動的に

形が変わるものを見ること、インテリアについて考えるなど空間や奥行きを意識することが挙げられます。これによって、視覚系の注意力が高まります。

サッカーやテニス、バレーボールなどの球技では、ライン際の判定がとても難しいものですが、そのスポーツの経験者やテレビ観戦が趣味の人であれば、インかアウトかの判定を瞬時にできる場合があります。

しかし、全く興味のない素人が見ても判断がつきません。

同じものを見ているはずなのに、キャッチできる情報量が人によって異なるのは、見ている人の〝注意力〟に影響されやすいため。

つまり、よ〜く注意を向けて見ることが大切です。

同じものを見ていても得られる情報量が異なるということは、トレーニングをすることで情報を見極める目を育てられるということに他なりません。

「同じものを勉強しても得られる知識に差が出る理由」

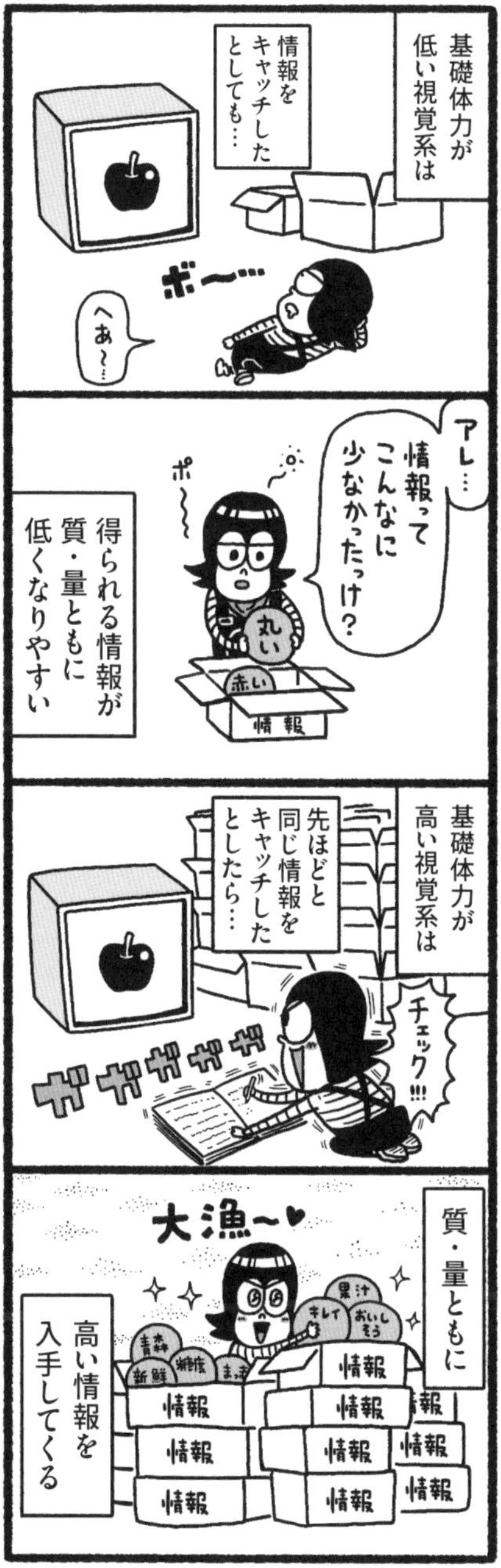
基礎体力が低い視覚系は
情報をキャッチしたとしても…
ボ～…
へぁ～…
アレ…情報ってこんなに少なかったっけ?
ポ～
得られる情報が質・量ともに低くなりやすい
丸い
赤い
情報
基礎体力が高い視覚系は
先ほどと同じ情報をキャッチしたとしたら…
チェック!!!
ガガガガガ
質・量ともに
大漁～♥
高い情報を入手してくる
果汁
キレイ
おいしそう
新鮮
情報

視覚系と聴覚系はトレーニング次第でどんどん成長する脳番地だ。基礎体力がついている視覚系・聴覚系とついていない視覚系・聴覚系では、得られる情報の質と量に大きく差が出る。

05

多種多様な音を聞くことで成長する聴覚系脳番地

聴覚系脳番地は、耳で聞いた言葉や音を自動的にファイアリングして、情報を脳に集積させます。

前著でも述べた通り、聴覚系が仕入れた情報は、視覚系よりも優位に記憶系にアクセスするという特徴があります。

つまり、大人脳の勉強法において、聴覚系のファイアリングをコントロールすることはとても重要なのです。

聴覚系脳番地は、前後に長く横幅もあるので面積が大きく、多細胞。

さまざまな種類の音に反応することで成長していくため、聴覚系全体の働きをよくしたいと思うのであれば、話し声や街の音、音楽など、色んな種類の音を聞くことがポイントになります。

ただし、色んな音をただ聞き流しているだけでは強いファイアリングは起こりません。

耳を澄ませるなど、意識して聞こうとすると反応が強くなります。

音楽なら、歌声、楽器の音、リズム、ピッチなどが異なるさまざまなジャンルの曲を聴くと、右脳の聴覚系脳番地のファイアリングを強化できます。

普段の会話、ラジオ、オーディオブックなど、傾聴することに集中すれば、左脳の聴覚系脳番地を刺激することができます。

視覚系脳番地と同じく、聴覚系脳番地もトレーニングによって精度を上げていくことができます。

日本に住んでいる私たちは、小さな頃から日本語を聞き取る脳番地のエリアを育ててきました。

だから、話者の性別、話すスピードに関係なく、色んなタイプの日本語を聞き取ることができます。

逆に、私たちがすぐに外国語を理解できないのは、そのための脳番地のエリアをこれまで使ってこなかったから。

その証拠に、最初は全く聞き取れず、理解できなかった外国語も、繰り返し聴くことが聴覚系のトレーニングになり、徐々に聞き取れるようになっていきます。

音楽でも語学でも、耳が重要なジャンルで上達を目指すなら、音の質や声音を変えるなどして、繰り返し集中して聴くことをおすすめします。

06 時間を見える化すると発火しやすくなる思考系脳番地

前頭前野に広がる思考系脳番地は、面積が広く、多くの細胞がびっしりな上、色々な脳番地からの影響も受けるため、ファイアリングに多様性があります。株式会社ブレインの社長の役割を担っているため、守備範囲がとても広く、何かに注意を向ける、物事を選択する、応用する、処理する、価値判断を決めるときなどに働きます。

思考系脳番地のファイアリングが弱いと実行力が弱まり、傍目にはやる気がないように見えてしまうことがあります。

思考系脳番地は右脳と左脳で働きが異なり、右脳は感覚的に勢いで「やるぞ！」と燃えるタイプ。

左脳の思考系はそれを冷静に見て、理論的に「やるならしっかり手順を考えなさい」と注意を促すといったような関係にあります。

日頃、実行力が弱いと実感している人は、左脳の思考系が弱く、感覚で突っ走ってしまうところがあるのかもしれません。

右脳の思考系は、環境に大きく左右されるのが特徴です。

よく言えば、気配りができる「社会脳」であるけれど、同時に、いつの間にか同調圧力を受け入れてしまうようになり、本来、自分が何をしたかったのかを見失ってしまうリスクをはらんでいます。

さらに、思考系と感情系は近くに位置するため、「こうしたら周りがどう思うか」といった社会性やモラルなどの価値基準でもファイアリングが起こります。特に、「社会的信用を失う」などの外的要因や、「模擬テストでＤ判定」など、現状が可視化されてそれに危機感を抱くと、思考系のスイッチが入ります。

また、他の脳番地からの影響を受けやすいのも特徴で、たとえば、視覚系が動かないと思考系もぼーっとしてしまいがちです。

目で見たもの、耳で聞いたもの、匂いや触り心地など五感でキャッチして感情が動いたものなど、思考系はそれぞれと連動してファイアリングが起こるので、あちこちに気が向いてしまいやすいところがあります。

加えて、体に感じる痛みが思考系の大半をファイアリングさせてしまいます。

思考系は常に自分の体全体にも注意を向けていて、歯が痛い、腰が痛い、肩こりがつらい、頭痛がするなどの痛みがあると、痛さを感じ取ることで思考系の70％くらいが使われてしまい、他のことができなくなってしまいます。

【気まぐれで疲れやすい社長・思考系】

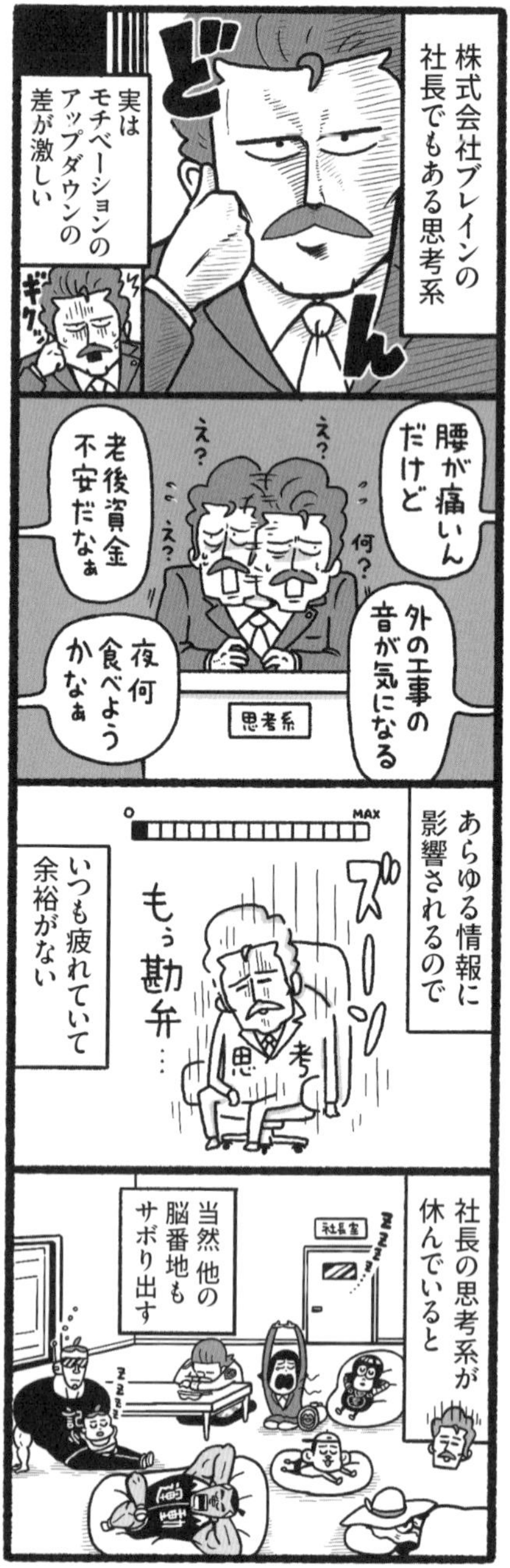

株式会社ブレインの社長でもある思考系
ど
ん
実はモチベーションのアップダウンの差が激しい
ギクッ
腰が痛いんだけど
え？
何？
外の工事の音が気になる
え？
老後資金不安だなぁ
え？
夜何食べようかなぁ
思考系
あらゆる情報に影響されるので
0
MAX
ズーン
もぅ勘弁…
思
考
いつも疲れていて余裕がない
社長の思考系が休んでいると
社長室
当然他の脳番地もサボり出す

脳の中でもっとも大きな思考系は、隣接している脳番地がとても多い。そのため、他の脳番地の調子が悪いとサポートやケアのために自分の力を使ってしまい、いざ勉強を始めようとしたときには、疲れて動けなくなっていることがある。

自身のことだけでなく、離れて暮らす父親の体調が気になる、子どもがちゃんと塾に行ったかが気になるなど、目の前にいない人のことでも、気がかりなことがあれば思考系の多くが支配されてしまいます。

とにかく、あっちにもこっちにも影響される思考系は、自分でも気づかないうちに勝手にファイアリングをして、いつの間にか色々なことに支配されて、いつも疲れています。

そのことをまずは認識して、今、自分の思考系のバッファはどのくらい残っているのかを意識するようにしてみましょう。

勉強に集中して取り組みたい、自分とじっくり向き合う時間が欲しい。
そんなときには、入力系ファイアリングのトリガーとなる音、匂い、目に入ってくるものを極力減らすようにするのがいいでしょう。

思考系をファイアリングさせて強化したい場合のキーワードは、「対比」と「時間軸」です。

対比するものがあると、思考系はファイアリングしやすい特徴があります。何か悩みがあるのであれば、今の状況を点数化する、考えていることを書き出して見える化をすると、それをどう改善していきたいかの対比が明確となって、思考系が働きやすくなります。

もう1つのキーワードである「時間軸」は、時間的に階層を分けて考えることでファイアリングしやすくなることを利用します。

時間を〝見える化する〟ことがポイントです。

特に、思考系のファイアリングに欠かせないのが、好奇心や未来への希望です。未来のスケジュールを立てることで思考系はファイアリングしやすくなります。

私自身のことで言えば、【1日】起きてから寝るまでのスケジュール、【1週間】週の平均歩行距離・平均睡眠時間、【1カ月】クリニックの運営について、さらに、自分自身のことについて1年後、3年後、5年後の長期計画で考えています。

思考系は「これをやるぞ」と決めたことに対しては、社長らしく他の脳番地たちに命令を出すことができますが、あやふやなままだと理解系や記憶系との連携も空回りして物事が進まなくなってしまいます。

いきなり中期的、長期的な目標を立てても、内容がぼんやりしていると結局三日坊主に終わるのもこのことが原因。

株式会社ブレインの社長として【1日】や【1週間】などの短い期間でのスケジュールを立てると、他の7つの脳番地社員を動かしやすくなります。

07

あらゆることに茶々を入れることで理解系脳番地は刺激される

理解系脳番地は、目や耳から入ってきた情報を理解したり、わからないことを推測して理解しようとするときに働きます。

思考系が脳番地の社長で、理解系はその頼もしい右腕の役割を担っています。

理解系を取り巻くように、視覚系・聴覚系・感情系脳番地が位置しているため、理解系のみが単独で働くことはほぼありません。

また、見聞きしたことを何も考えず鵜呑みにして〝わかったつもり〟になったり、資料をコピペしたりしているだけでも理解系は働きません。

正直なところ、8つの脳番地の中で一番コントロールしにくいのが理解系ですが、大人脳の脳力アップには、理解系をコントロールすることがとても重要なため、コツを習得しましょう。

視覚系・聴覚系が、見るもの、聞くものを意識したときにより強くファイアリングするのと同様に、理解系はあなた自身が興味を持って考えたりするとよく働くので、「これについて学ぶぞ」と〝基準〟を明確に持つことで強いファイアリングが起こせます。

たとえば、復習をするときも、わかっていることをなぞるようにしていても意味がなく、「今日は○○に注目しながら進めよう」とか「この後、自分が講師になって誰かに伝えるつもりで読もう」など、基準を設定することが肝心です。

理解系のファイアリングを活発化させることで、脳はぐんぐん賢くなります。

理解系のトレーニングとして有効なのが、「茶々を入れる」ことです。

ニュースサイトで記事を目にしたら、「そうはいうけど、向こうの立場に立ったらこうだよね」と茶々を入れる。テレビのコメンテーターの発言にも「それって、本当？」と茶々を入れて、自分なりに事実を検証してみましょう。

茶々を入れることは、答えは1つじゃないと考え、想像力を広げることと同義です。

さらに想像力を広げることとして、写真を撮る、図を描く、絵を描くなどの行動も想像力を刺激し、特に右脳の理解系の強化にも役立ちます。

右脳の理解系は注意力の中枢と言われているので、しっかり働かせることで日常生活や仕事のレベルアップが図れます。

右脳の理解系にアプローチするためには、注意力と想像力を高めることが効果的で、その方法としては、マルチタスク（同時に複数のことを行うこと）がおすすめです。

たとえば、人の話を聞きながらメモを取り、同時にそれを自分にどう活かせるかを考えたり、3品同時に料理を完成させるための手順を考えたりすると、一気に色んなことへ注意が向けられるようになります。

他にも、今まで習ったことと真逆のことを実践すると理解系が動きます。

人目のない場所なら、ぶつぶつと独り言を言うのも効果的です。

「今度の休みは美術館に行こうかな」「あれ？ なんで美術館に行きたいと思ったんだろう」「最近、人に会う機会が多かったから、静かな空間を求めてるのかな」「静かな場所なら美術館じゃなくてもいいか」と、自己分析も交えながら独り言を言うと、自分への理解を深めることもできて一石二鳥です。

08

神様、仏様、海馬様。記憶系脳番地はとにかく海馬を敬え

ものを覚えたり、思い出したりするときに働く記憶系脳番地は、情報を蓄積し、使いこなします。

記憶を司る海馬の周囲に位置している記憶系のファイアリングは、その中枢である海馬ちゃんをいかにコントロールするかにかかっています。

海馬は龍の落とし子の形に似ています。

まるで、左右の側頭葉の内側部に龍の落とし子が仰向けに寝ているようです。

まさに脳はこの二体の龍神様のお力をいただいて覚醒する仕組みなのです。

よく、海馬は記憶力に関連すると紹介されますが、実のところ、記憶するために必要な集中力にこそ海馬が深く関わっているのではないかと私は考えています。

その証拠に、集中をしているときの海馬は、右脳・左脳ともに強いファイアリングが起こります。

しかし、脳から疲れているサインが届いているのを無視して無理やり集中力を要することを続けていると、海馬はあっという間にオーバーワークに。

海馬は、働きすぎると燃え尽き症候群になり、ファイアリングしにくくなる上に、しばらく仕事をしなくなってしまいます。龍神様である海馬様に働いてもらいたくても、ぐっすりお休みになられている状態です。

海馬が働かなくなると一気に注意力が散漫になります。

そもそも海馬はストレスに弱く、急な変化が苦手で生活リズムにとても敏感という、デリケートな怠け者。

このちょっと面倒だけど、愛すべき海馬ちゃんとうまくやることがもっとすごい脳になる最短ルートです。

記憶系をファイアリングさせる鍵は、記憶系の中枢である海馬を疲れさせないようにコントロールすることです。まずはこの性質を覚えておきましょう。

怠け者でいかに休むかを常に考えている海馬は、脳の持ち主である私たちが眠気を感じていると、「そっちがぼーっとしているのに、なんで自分だけ働かなきゃいけないのさ」とばかりに自分も休もうとします。

常に睡眠不足の状態だと、それだけで記憶系脳番地の働きが落ち、ファイアリングの機会は減っていきます。

さらに海馬は、できるだけ自分の仕事量を減らそうと考えているので、さらっと目を通した程度のことは、さほど重要ではないと判断して受け流します。
勉強を頑張りたいので記憶系にご機嫌で働いてほしいと望むのであれば、「○○について学ぶので、なにとぞ宜しくお願い申し上げます」と海馬ちゃんに謙虚にお願いし、御百度参りをするくらいの誠意を見せないといけません。

こちらの本気度、誠意が海馬に伝わると、「これについては長期記憶に入れてあげよう」という海馬との契約が成立し、記憶の定着のルートが開かれます。
一度契約が成立すると、関連する情報が入ってきたときにファイアリングしやすくなるという特典もついてきます。

一方、本気度が契約成立の条件であるがゆえに、SNSやゲームなどをしている時間が長く、視覚系と聴覚系の両方を使って集中して取り組んでしまうと、「脳の持ち主は今これに本気なんだな」と海馬が判断し、契約が成立してしまいます。

これが行きすぎるとゲーム依存、スマホ依存などになってしまい、本来するべきはずの勉強が手につかないという状態に陥ってしまうことも。

生活の中での優先順位を明確にすることも、記憶系のファイアリングには重要です。

海馬はとにかく受け身姿勢。

とても刺激的なことやインパクトが強いことには、強いファイアリングを起こし、勝手に契約を結ぼうとします。

年を取ると、多くの物事を見聞きしているため、慣れが生じ、全部同じように見えてくるので、刺激的だと感じることが少なくなりますよね。このため、年を取れば取るほど海馬はファイアリングしにくくなります。

海馬ちゃんに誠意を見せて契約を勝ち取れ

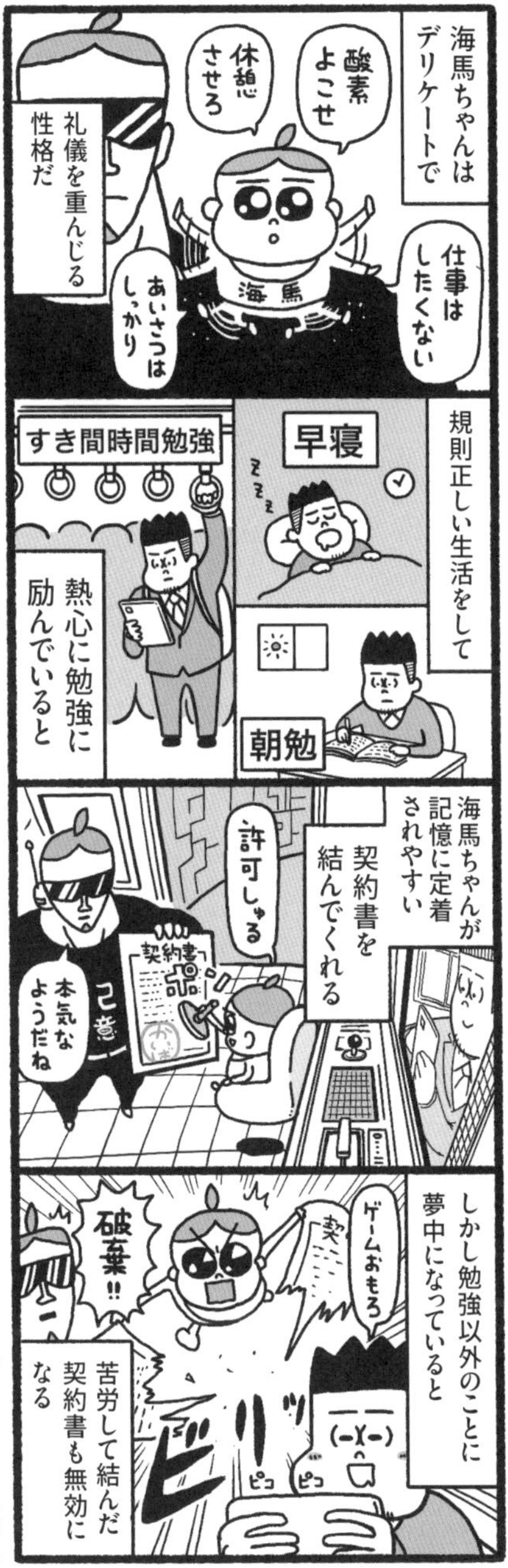
海馬ちゃんはデリケートで
酸素よこせ
休憩させろ
仕事はしたくない
海馬
礼儀を重んじる性格だ
あいさつはしっかり
規則正しい生活をして
早寝
朝勉
すき間時間勉強
熱心に勉強に励んでいると
海馬ちゃんが記憶に定着されやすい
契約書を結んでくれる
許可しゅる
契約書
ポン
本気なようだね
しかし勉強以外のことに夢中になっていると
ゲームおもろ
破棄!!
苦労して結んだ契約書も無効になる
ビリ
ピコ
ピコ

学んだことを効率よく長期記憶に入れたいのなら、海馬ちゃんに熱意と誠意を見せなければならない。熱中していること、時間を割いていること、決まった時間にやっていることを海馬ちゃんは重要だと判断し、契約を結ぶ。

海馬がファイアリングするためには、理解系がしっかり働いて、「この刺激は昔の刺激とここが違って面白い」と違いを説明することが重要です。

また、記憶系脳番地は8つの脳番地の中でもっとも低酸素に弱い性質があります。ぼーっとしがちなときは、海馬が低酸素に陥っている可能性が大。いったん自分がやっていることから離れて、海馬を休ませてあげましょう。

左脳の海馬は言語系、右脳の海馬は非言語の映像系の役割を主に担っているので、参考書で勉強しているなら、言語系（参考書を読む）から映像系（YouTubeを使って勉強）に切り替えてあげると、左脳の海馬を休ませてあげられることになります。

自分の状態を把握して、海馬ちゃんのパフォーマンスが下がらないようにしてあげることが重要です。

09 計画を立てることで運動する以上に運動系脳番地は働き出す

手・足・口など、体を動かすこと全般に関わる運動系脳番地は、生まれたばかりの赤ちゃんが最初に発達させる脳番地であることからもわかるように、他の脳番地をファイアリングさせるトリガーです。

ということはつまり、運動をおろそかにしていると脳全体のファイアリング能力が低下し、頭はよくならないということ。

真面目に勉強しているのに成果が上がらないという場合、運動不足が原因であることは珍しくありません。

運動系脳番地のファイアリングは、海馬も含めた長期記憶とも繫がりやすい

ため、記憶力の向上という面からも運動は欠かせません。

理想だけを言うなら、デスクワークの人は1日に最低1時間程度は歩いてほしいところですが、まずは、1日プラス10分でいいので、いつもより多く歩く意識を持つことから始めましょう。

もちろん歩く以外にも、ストレッチや筋力トレーニングだったり、呼吸を意識したり、音読することでもファイアリングします。

普段使っていない運動系の細胞を活性化させるために、利き手とは逆の手で掃除をしたり歯磨きをしたり、文字を書いたりするのも有効な手段です。

実は、運動以外でも運動系をファイアリングさせる方法があります。

それは、行動計画を立てること。

意外に思われたかもしれませんが、実は、運動系脳番地で大きな領域を占めているのが「運動企画」という分野。

この運動企画は、スケジュールを組んだり、行動計画を立てたりするときに働きます。

目標が目標で終わる人は、思考系を働かせるところで終わっていることがほとんどです。運動企画を使って、目標を達成するための道筋を考えて行動できる人が賢くなれるし、試験合格までの最短ルートを歩める人です。

色んな脳番地の影響を受け、気まぐれ気質な思考系を補佐するのも運動系の大切な役割です。

「これを実現させよう」と思考系が決めたときに、その道筋を行動計画にして示すことで、つい横道にそれがちな思考系を引き戻すことができます。

行動力がない、実現する能力が低いと悩んでいる人は、日常生活の小さなことや1日のスケジュールから行動計画を立てるようにして、トリガーである運動系をファイアリングしやすい状態にしていきましょう。

10

言語化力を鍛えることで感情系脳番地をコントロールする

喜怒哀楽を感じて表現する感情系のファイアリングはとてもシンプル。心地いいという皮膚感覚や、第一印象で受け取った好きという感情などでファイアリングします。

感情系脳番地は脳の複数の部位に位置しますが、中枢は側頭葉内側部の扁桃体にあり、右脳と左脳で働きが異なります。

右脳の感情系は、人から言われたことに対して受動的にファイアリングが起こります。

一方、左脳の感情系は、自己認知のファイアリング。この自己感情に基づく脳番地は発達が一番遅く、かつ、ファイアリングしにくいという特性を持っています。

社会的なモラルなど他者が決めた枠組みに自分を照らし合わせて、「大企業に就職した自分は幸せ」とか「新築マンションを購入できて幸せ」などと感じるのは、右脳の感情系によってもたらされる他者感情によるもの。

これを自己感情だと受け取っている人が多いのではないでしょうか。

自分の言葉で気持ちを伝えるのが苦手、感想を求められてもうまく答えられない。そういったタイプの方は、左脳の感情系が弱い傾向にありそうです。

言語化に苦手意識を持つ人ほど、感情系を上手にファイアリングできていないですし、つい他人に同調しやすくなってしまいます。

自分の考えや意見を他人にしっかり伝えられる能力は社会人に必須ですが、そのためには、左脳の感情系をファイアリングしやすい状態に持っていく必要があります。

左脳の感情系をファイアリングさせて強化するには、日記を書くのがおすすめです。

文字化して、可視化することでファイアリングしやすくなります。

自分自身がどう感じているか。社会的に聞こえがいい言葉ではなく、自分の心の声に耳を傾けて、感じていることをそのまま文字にします。このとき、なぜ自分がそう感じたのかを考えてみるのもいいでしょう。

前頭葉の底部にある感情系は、社会性、モラル、倫理観、罪悪感に敏感。道徳的意識、規律的意識、社会的な相互協力などによってファイアリングします。

右脳の感情系が人に迷惑をかけないといった社会性を持ち、左脳の感情系がその中で自分はどうしたいかを考え、前頭葉の感情系が全体を見渡してバランスを取る、といったようなイメージです。

感情系脳番地は、体に生じた痛み、こり、ストレス、あるいは眠気などによってもファイアリングしますが、これは、ネガティブなファイアリングです。

ネガティブなファイアリングは、心地いいと感じるときにもっともよく働く脳の性質とは対極にあり、伝導性を下げてネットワークファイアリングを起こしにくくしてしまいます。

苦労せずにもっとすごい脳にしていくためには、不快な感情に支配されないように、ネガティブな要素を取り除くことも重要です。

感情系を本来のポジティブな形でファイアリングさせるには、美しい景色や音楽、感動する映画、質のよいものや大好きなもの（推し）に触れること。

感情系の柔軟性が増して、ファイアリングを強化していくことができます。

11

伝達系脳番地を強化して脳のネットワークを高速道路化

伝達系脳番地は、文字や言葉で誰かに何かを伝えるなど、アウトプットをするときにファイアリングします。

誰かと会って直接話したりするときがもっともファイアリングが強くなりますが、実際に伝えなくても、「今度会ったら、これを話そう」とか、「次のプレゼンではこうやって話そう」と考えるだけでもファイアリングします。

より伝わりやすくするために話すテンポを変えてみようとか、プレゼンの資料には図や写真も入れようと工夫することでもファイアリングが起こります。

また、直接何かを伝えるのではなく、誰かのことを思いながらプレゼントを選んでいるときにもファイアリングします。

キャッチボールなど相手のいるスポーツをしているときも「どこに返球すれば相手が取りやすいか」などと相手のことを思いますよね。まさにキャッチボールは伝達系を鍛えるのにとてもいい運動です。

一人の時間にぶつぶつと独り言を言う、ネットニュースを見ながら茶々を入れる、日記や音読、読経などの行為でもファイアリングします。

さまざまな場面で伝達系はファイアリングしますが、もちろん強弱の差はあります。

メールや日記を書く（声には出さない）＜独り言を言う（相手はいないが声に出す）＜対話する（声に出して伝える）、という順番で強くなっていきます。

伝達系がファイアリングすると、視覚系、聴覚系、運動系、理解系、記憶系も連動して働くため、伝達系の強化はネットワークファイアリングの強化にも繋がります。

12
発火させるのも大事だけど、自力で消火させることも重要

ここまでは、脳のファイアリングをオンにする方法について説明してきましたが、部屋の電気をつけっぱなしでは夜ぐっすり眠れないように、ファイアリングもオフにしないと脳が疲弊して、調子が上がりにくくなってしまいます。

勉強をするときは、目の前のテキストに集中する状態に脳を持っていきたいところですが、実際は、視界に入るスマホや景色、聞こえてくる音などの影響を受けて、あちらこちらに気が散るのがもともとの脳の性質です。

今、必要としないファイアリングを「自力オフ」できる力がないと、自分の

やりたいことに最大限の注意を向けられなくなってしまいます。

やりたいことをやろうとしたときにしっかり始められる（自家発電）。やめるべきときにしっかり頭を切り替えられる（自力消火）。このスイッチのオンオフをコントロールできることこそ、もっとすごい脳の状態です。

また、後述しますが、意図的にファイアリングをオフしたほうが、記憶に定着しやすいことが脳科学的にもわかっています。やめようとするからこそ、脳番地が火事場のバカ力を起こしやすくなる、中期反応、長期反応がしやすくなるというメリットがあるのです。

だからこそ、ファイアリングをオンする一方で、オフする方法も知っておかなくてはなりません。

13

8つの脳番地ごとのファイアリングをオフする方法

視覚系・聴覚系は見聞きするものに自動的に反応する脳番地ですから、単純に、目を閉じる、耳を塞ぐことでオフができます。

簡単そうに聞こえますが、まぶたを閉じる、手で耳を押さえるという行為には、運動系脳番地が関係してくるため、視覚系と聴覚系は単体でオフする機能を持ち合わせていません。

もっと言えば、見る聞くを途中でやめるにはその理由も必要ですから、理解系にも頑張ってもらわなきゃなりません。

たとえば、気分転換のつもりでYouTubeを見始めたら、あっという間に1時間経ってしまい、スマホの電池が0％になってYouTubeが見られなくなってしまった。

これは自分の意思とは無関係な「他力オフ」です。
もっとすごい脳になるために必要なのは、「自力オフ」の脳力です。

「20時になったらお風呂に入る予定だから」と理解系に理由づけしてもらい、運動して運動系がスマホの電源を切る。これが「自力オフ」です。

なぜ、自力オフの力が必要かというと、脳のファイアリングのスイッチの切り替えが意思に沿って明確であるほど脳番地の働きがよくなるからです。

ファイアリングのスタートとなる入力系ファイアリングも、さほど興味のない雑誌をぼんやりと見ているだけでは弱いファイアリングしか起こりません。

しかし、絵画などを細部までしっかり見ようと目を凝らしたときには、強いファイアリングが起こります。

ファイアリングをオフするときも、人の波に押されるように絵画の前から移動してしまうとオフがはっきりしませんが、じっくりと見て自分なりに解釈をして、満足したという感覚を味わった後、自分の意思で次の絵画に進められれば、オフがはっきりとして、記憶にも残りやすくなります。


視覚系・聴覚系以外の脳番地は単独でファイアリングすることがほぼなく、ネットワークファイアリングによって連携して働きます。

そのため、オフするときも単純にこれさえすればと言い切れないのが歯がゆいところですが、その中でもわかりやすいのが、運動系脳番地のオフです。


そもそも私が提唱している脳番地というのは、実際の住所のようなイメージを持っていただければわかりやすいと思います。

手が使われているときには運動系脳番地1丁目がファイアリングして、足を動かしたら4丁目がファイアリングしてと、脳番地の中でも使われる場所が異なります。

つまり、運動系の場合には、直前まで動かしていた丁目とは違うところを使うことでオフできます。

たくさん話していたなら、歩く。走っていたなら、座ってメモを手書きする。こんなふうに異なる動きをするだけで、簡単にオン・オフができます。

また、仕事で長時間座りっぱなしだった人が実際に体を動かして運動系を働かせると、記憶系と感情系の自力オフができます。

2階へ行った途端、何を取りに来たのか忘れたという話をよく聞きますが、これは、何かを取りに行こうと記憶した後に、歩いて階段を上るという動作で運動系が働き、記憶系の働きがいったんオフになってしまったために起こる現象です。

記憶系と感情系は、連動して働くことが多くあります。

たとえば、朝、深く考えずに身支度をして出社しルーティンのように仕事をこなせるのは、記憶系がその行動をしっかり覚えていてくれるからです。しかし、そこにはほとんど感情が伴わないため、感情系の働きが抑制されたような状態になります。

仕事中に抑制されていた感情系をそのままにしていると、いつしか感情の振れ幅が少なくなっている自分に気づくことでしょう。

ビジネスパーソンはこの抑制された状態をオフする必要があります。

プライベートでわくわくするような趣味を持つ、空を見上げて自分の素直な感情に耳を傾ける、あるいは、125ページで提案している小刻み学習で「わかった!」という気持ちのいい感情を得ることも感情系の活性化に役立ちます。

朝の身支度のように、記憶系脳番地は絶えずバックグラウンドで働いて、他の脳番地の働きをモニタリングしています。

誰よりも働いているわりに根が怠け者の記憶系は、労働の負担をなるべく少なくしてあげないと、機嫌を損ねてファイアリングの能力も低下していってしまいます。

よくあるケースは、記憶力を高めるためにと言って、メモを取らずになんでも頭で覚えようとしてしまうこと。これをすると、ワーキングメモリの容量をくってしまい、大切な事柄がポロポロとこぼれ落ちてケアレスミスを誘発してしまいますし、何よりも記憶系にとっては負担が増すばかりで迷惑な行為。

脳の枝ぶりがよくなるにつれ、記憶力は自ずと高まっていきますから、こういったところで無駄な労力を使わず、素直に紙に書いてアウトプットするなどして、記憶系の負担を減らしてあげましょう。

記憶系は思考系ともっともよく連動して働くので、考える内容を変えることで自力オフができます。

記憶系の自力オフはガス抜きに近いイメージです。直前までやっていたことと全く違うことをして、記憶系を休ませてあげましょう。

デスクワーク中心の人は、息抜きも兼ねてオフィスの階段を上り下りしたり、近くのコンビニまでコーヒーを買いに行くだけで、心身だけではなく脳もリフレッシュできます。

同じように社長の右腕である理解系脳番地も、取り組む課題を変えることで自力オフが可能です。

しかし、社長である思考系はそういきません。

思考系は選択を担う脳番地のため、その働きも多様です。その上、これを考えるのをやめようと考えるだけでも働いてしまうし、小さな変化も見逃さず察知して働くという特性がある以上、しっかりオフするためには寝る以外の方法がありません。

それもまた、すごい脳になるためには睡眠が大事だという大きな理由の1つです。

睡眠は、思考系脳番地だけではなく、ほとんどの脳番地やその機能を休ませることができるため、ここで日中のファイアリングの煤払いをしておくことが、翌朝の脳をよく働かせることに繋がります。

14

脳番地を疲れさせないために〝シフト制〟を導入する

ファイアリングのオフは、これまで使っていた脳番地を休ませて、別の脳番地を働かせる「脳シフト」にも応用が利きます。

特定の脳番地ばかりを使っていると、そこで大量の酸素が消費されます。低酸素状態になると、血流に乗せて酸素を送り込もうとするために血圧が上がり、その結果、脳疲労が起こります。

適度に脳シフトを行えば、脳のコンディションが大幅に崩れることはありません。

しかし、長時間のファイアリングによって燃えすぎて炭火のような状態になってしまったら、鎮火までに時間を要する上に、次に元気に働いてもらうまで時間を置かなくてはならなくなってしまいます。

日中、「なんだか頭の働きが落ちてきたな」と感じたら、それは脳疲労一歩手前だよ、という脳からのサイン。

その状態でいくら勉強や仕事を続けても、いいアイデアも浮かばなければ、記憶力も高まりません。

勉強の効率と脳のことを考えて、サッと切り上げる勇気を持ちましょう。

脳の疲れを感じる前に、20〜30分に一度は意識的に脳シフトを行うと、特定の脳番地の酷使を回避でき、脳のコンディションキープに役立ちます。

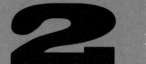

2章

他人と差をつける大人のすごい勉強法

ファイアリングとネットワークファイアリングが重要なのがわかった!
三日坊主は僕が悪いんじゃない!
脳が発火してなかったからだ!!!!

……。

脳の基礎体力がついたら、記憶力もアップして、僕のひどいド忘れも改善されるといいなぁ。

ド忘れは記憶力の低下のせいじゃないよ。検索力の低下のせいだ。

検索力? それって、改善されるの?

もちろん。脳はいつだって君の使い方次第でできることが増えていくのさ。

じゃあ、まず、検索力を上げたい!!!!

01

どうして大人脳では ド忘れが増えてしまうのか

ちゃんと勉強したはずなのに、思い出せない。

毎日やっていることなのに、ド忘れしてショックを受ける。

加齢とともに中年あるあるの「ここまで出てきているのに思い出せない」現象が増えていきますよね。

大人になるほど、自分の記憶力が低下したように感じてしまうかもしれませんが、記憶そのものが消えてなくなることは考えにくいです。

落ちているのは記憶力ではなく、検索力。

記憶したことを引っ張り出してくる力が弱くなっているると考えるのが自然でしょう。

人は年齢を重ねた分だけ経験値が増え、自ずと、長期記憶の倉庫に荷物が溢れかえってしまいます。そのため、探し物(思い出したいこと)が見つかりづらいのです。

引っ越しあるあるで、最初はダンボールに「書斎」などと明記し、整理して荷物を入れていたものの、疲れやタイムリミットなどが理由でだんだんといい加減になり、いざ新居でダンボールを開けようとすると「何がどこに入っているのかわからない。全部開けてみないとダメで、時間も労力も無駄にかかる」というのと同じ現象が、脳の長期記憶倉庫の中でも起こっているのです。

検索力の低下は、ダンボールの中に情報がごちゃごちゃに入っていて、ここにあるはずだと思っていたところを開いてもなかなか見つけられない、あるいは、探しているダンボールそのものが見つからないことが原因です。

大人脳は、ただでさえ長期記憶にたくさんの荷物が保管されている上に、試験本番まではいつも通りに仕事だってこなしています。

当然、仕事上の重要な情報も長期記憶に日々送られているので、何か手を打たなければ、勉強に関する荷物は埋もれていってしまいます。

せっかく、時間を割いて勉強したのだから、同時に検索力を上げていくことこそが、賢い大人の選択。

そのためには、長期記憶に入れっぱなしの状態を長く続けず、定期的に荷物を引っ張り出してきて、中身を整理し直して、いつでも取り出しやすいように保管しておくことが大事です。

「大人脳の長期記憶の倉庫には情報が溢れている」

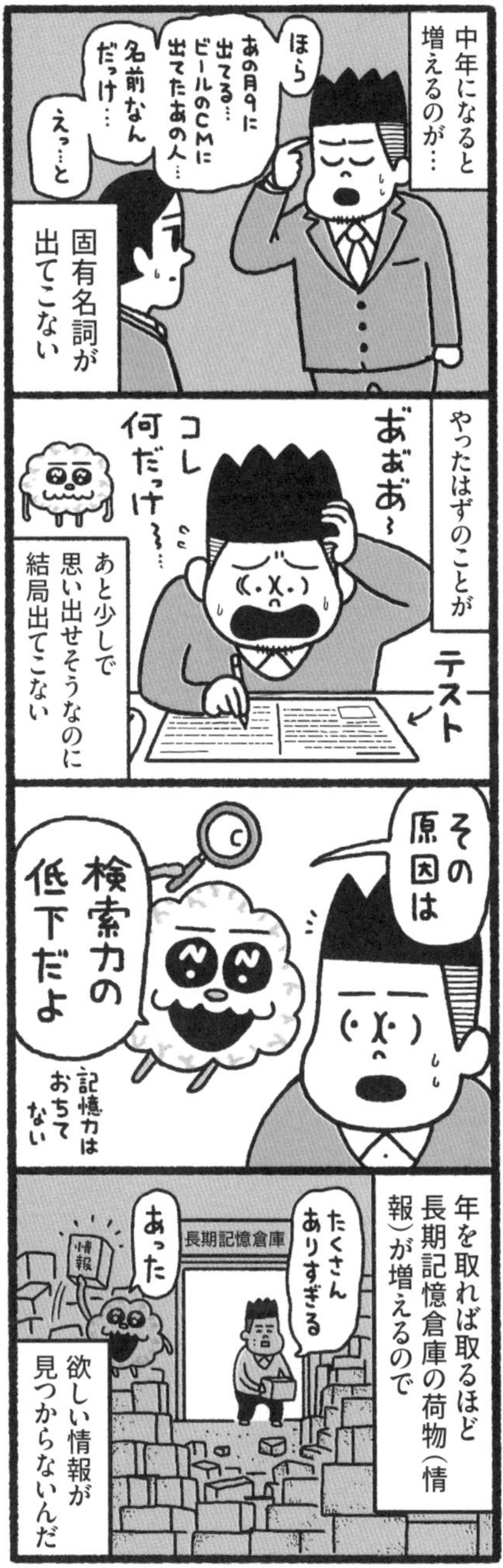
中年になると増えるのが…
ほら
あの月9に出てる…ビールのCMに出てたあの人…
名前なんだっけ…
えっ…と
固有名詞が出てこない
やったはずのことが
ああぁ~
コレ何だっけ~…
テスト
あと少しで思い出せそうなのに結局出てこない
その原因は
検索力の低下だよ
記憶力はおちてない
年を取れば取るほど長期記憶倉庫の荷物（情報）が増えるので
たくさんありすぎる
長期記憶倉庫
あった
情報
欲しい情報が見つからないんだ

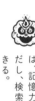

〝思い出したいことが思い出せない〟大人脳あるある現象は、記憶力の低下ではなく〝検索力〟機能の低下が原因。ただし、検索力の低下も脳の使い方次第で改善することができる。

要は、脳にとっていいタイミングで復習することが大事なのです。

復習というと面倒くさく感じるかもしれませんが、学んだことのすべてを参考書を開いて、最初から学び直す必要はありません。

ここで言う復習は、軽く目を通して「あぁ、そういえばそうだった。やった、やったわ。思い出した！」と再び記憶に鮮明さを与えること。

そうすることで、長期記憶の倉庫の奥底に追いやられた知識や情報を手前の取り出しやすい場所へ移動させることができます。

ネットの検索機能でも、よく見るサイトや繰り返し検索している言葉は、検索結果の上位に示されますよね。

長期記憶の荷物も復習をして、繰り返し引っ張り出してくることで、記憶にアクセスした際の検索の上位にすることができるのです。

02

長期記憶・短期記憶・ワーキングメモリ 3つの記憶システムの違いとは

ここでいったん、脳の記憶のシステムについて整理をしておきましょう。

まず、勉強をしているときはワーキングメモリという箇所が働いています。

ワーキングメモリは、限られた時間内で作業をするときに使用する脳内の時空間のようなものです。

数分前に読んだテキストの内容と、今、目の前にあるテキストの内容を関連づけて考えることができるのは、ワーキングメモリの働きによるもの。

たとえば、電話で問い合わせをした際に「次の番号に直接かけてください。番号を申し上げます。03－××××－××××」と伝えられた電話番号を一度は覚えたとしても、10分後には全く記憶には残っていませんよね。

これが、ワーキングメモリの特徴です。

ワーキングメモリは一時的な作業時空間でしかありません。

ワーキングメモリで集約された情報は、一度短期記憶へと送られます。

そして、前著で紹介したように記憶の番人である海馬ちゃんがこの情報は重要だと判断すると、長期記憶へと送られます。

ただし、先ほども述べたように、長期記憶に送られたからといって、いつまでも新鮮な記憶として残り続けるわけではありません。

テスト本番まで忘れたくない内容は、日々、増えていく長期記憶の中から引っ張り出してきて、もう一度、ワーキングメモリで確認作業をし直す必要があります。

このとき、改めて内容を整理したり、新しい情報を付け足したりすると、1度目よりも理解度が増した状態になります。

その情報を再び長期記憶の取り出しやすい場所に保管し直すという作業をするわけです。

一度、長期記憶に保存されている馴染みのある情報なので、2度目の保管は海馬ちゃんチェックもゆるくなり、簡単にパスして、長期記憶へと送られるというメリットもあります。

このように何度も引っ張り出して内容を整理し直すことで、長期記憶の荷物にもわかりやすいフォルダが作られ、テスト本番でその情報を引き出しやすくなる＝ド忘れを減らせるという効果が生まれるというわけです。

「ワーキングメモリ内で記憶をアップデートする」

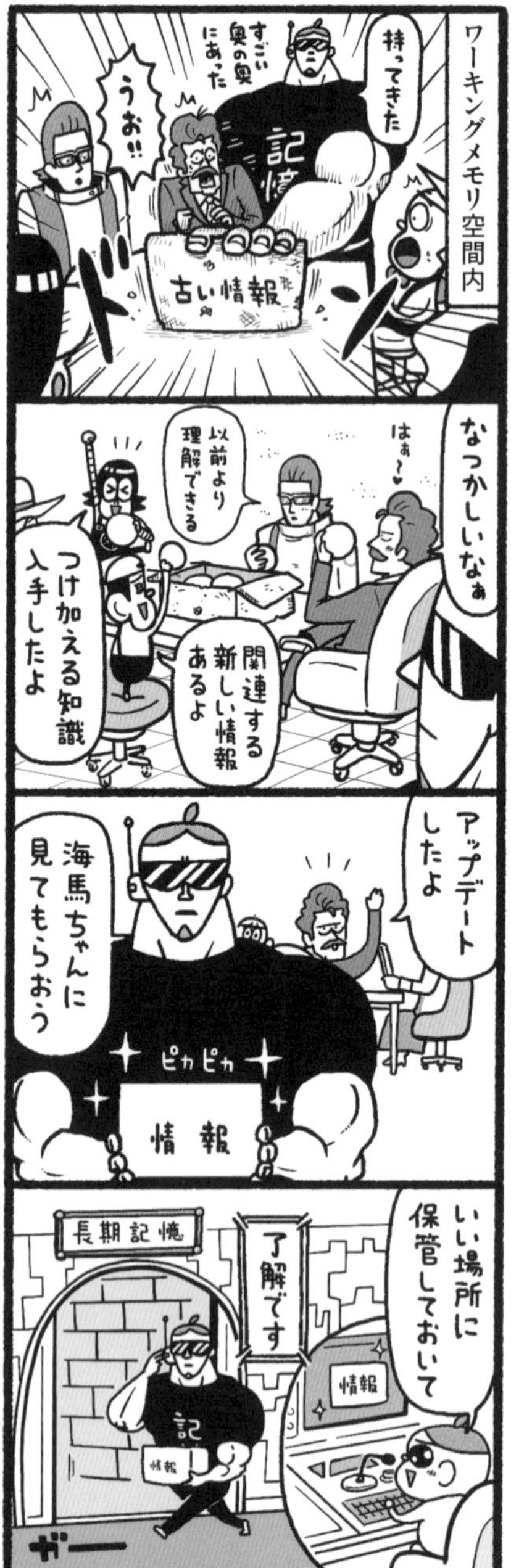
ワーキングメモリ空間内
持ってきた
すごい奥の奥にあった
うお!!
記憶
古い情報
なつかしいなぁ
はぁ〜
以前より理解できる
関連する新しい情報あるよ
つけ加える知識入手したよ
アップデートしたよ
海馬ちゃんに見てもらおう
ピカピカ
情報
いい場所に保管しておいて
了解です
長期記憶
記
情報
情報
ガー

長期記憶に眠っていた古い情報もワーキングメモリで脳番地たちが検証することで、最初に学んだときよりも理解が深まる。ワーキングメモリで検証した情報は、検索しやすい場所に保管される。

03 72時間以内と168時間以内に3回、長期記憶倉庫を整理する

長期記憶から繰り返し引っ張り出してくる、復習のタイミングはいつがいいのか。とても気になるところですよね。

理想は、この後にご紹介する「小刻み学習」のように、朝学んだことを日中に何度も思い出しながらこまめに出し入れすること。

これによって、海馬ちゃんが「この情報は重要なのね」と判断しやすくなり、長期記憶に送られる確率が格段に高くなります。

ただし、勉強する時間帯が夜しかないなど、小刻み学習ができない場合もあるかと思います。

そういう場合は、遅くとも「72時間（3日）以内」に復習を2回すること。

前著でもお伝えした通り、24時間経つと学習したことの7割以上を忘れてしまうのが人間の脳です。

24時間以内に1度目の復習をするのが理想。

しかし、24時間が過ぎたからもう手遅れということではなく、遅くとも72時間以内に復習することで記憶を強化していけます。

忙しいビジネスパーソンは、これを踏まえて学習計画を立てていくといいでしょう。

そして、3度目の復習のタイミングは、「168時間（7日）以内」です。

放っておけば徐々に薄れていく記憶を引っ張り出すことで、記憶に残す量を大幅に増やすことができます。

04

複数のテーマをやろうとすると情報の干渉が起こる

勉強をするときは、「1テーマ1本勝負」が基本です。

これには、ワーキングメモリを最大限に効率よく働かせ、かつ、長期記憶の倉庫に送る際のフォルダを明確にするという効果があります。

先ほども述べたように、ワーキングメモリは一時的な作業をするための時空間です。今、英語の時制について勉強していたとしたら、その時空間には「時制」に関する情報が溜まっていき、長期記憶に保管される際にも「時制」というフォルダが作られるようなイメージです。

ところが、「時制」のフォルダ作りをしている最中に、「仮定法」が乱入してきたらどうなるでしょう？　引っ越しの荷物のようにフォルダの中身がぐちゃぐちゃになってしまいます。

すると、検索する際にも混乱が生じて、思い出せない、記憶を引き出せないということが起こってしまいます。

1度に複数のことをすると、情報の干渉が起こるのです。

勉強は1テーマ1本勝負が基本中の基本。

また、目の前に勉強と関係のないものがあって、いわゆる気が散った状態になるときも情報の干渉が起こる原因になるので要注意！

勉強を始める前にデスク周りをきれいにし、スマホは見えない場所に追いやってしまうのが得策です。

05 テーマを決めた小刻み学習が脳にとってよい理由

脳の特性を考えると、長時間、ダラダラと勉強するのは非効率的です。

「今日は何時間も勉強したぞ」という満足感を得られるかもしれませんが、「今日は何について勉強したの?」と聞かれたときに、そのすべてを答えられるでしょうか? 記憶として、しっかり脳に刻まれているでしょうか?

「社会人だから勉強する時間が取れない」と嘆いている人も大間違い。

大人脳を効率的に働かせるには、むしろ時間は必要ありません。

記憶の中枢である海馬は、はっきりとした違いを認識しないとファイアリングしづらいという特性があります。

つまり、長時間勉強に取り組んでも強いファイアリングが起こりにくく、海馬はダラダラ同じことをしていると判断して、長期記憶への扉をなかなか開いてくれません。

大人脳にとって効率のいい勉強法のポイントは、次の3つです。

・飽きっぽい脳の特性に合わせて、1回の勉強時間の目安を20分くらいまでにした「小刻み学習」をする。
・テーマ学習で長期記憶のフォルダを作りながら勉強する。
・学んだことを脳内でクルクル回す「余韻学習」も含めて勉強時間を設定する。

この3つを意識するだけで、勉強の効率はグンと上がります。それぞれについて詳しく説明しましょう。

06

短時間学習でファイアリングのピークをたくさん作る

大人になっても学生時代の勉強法から抜け出せないでいると、勉強時間は長いほどいい、机にかじりついて勉強するのが美徳だと思ってしまいがちですが、目的は、学んだことを知識としてしっかり身につけて賢くなっていることのはず。

その目的を達成するためには、ぶっ通しで2時間、3時間と勉強し続ける必要は全くありません。

そもそも、長時間勉強は、脳の準備運動がしっかりできていて、基礎体力が

身についている人でないと、脳がファイアリングせず、効果がありません。

時間を短く区切った「小刻み学習」のほうが脳にとっては効率がよく、同じ3時間を勉強に費やすにしても、得られるリターンが格段にアップします。

大人脳が効率よく勉強するための目安は、20分。

20分を超えて勉強を続けると、使っている脳番地に偏りが出てきて、脳の働きは鈍ってきます。

「今日は調子がいいぞ!」という日でも、いったん、20分で区切りをつけて、脳をリフレッシュさせてからまた20分取り組む。その繰り返しがベストです。

脳はインプットするときのインパクトが大きいほどファイアリングの力も大きく、脳の連携プレーを引き起こしやすいことはすでに述べた通りです。

20分ごとに新しいインプットが起こる小刻み学習は、ファイアリングの観点からも理にかなっています。

たとえば、120分間で6つのテーマについて学習するとしましょう。

特定の脳番地を酷使した状態では脳全体の働きが低下しますし、はっきりとした時間の区切りがないまま勉強することでインプットのインパクトが弱くなります。

また、前著でも紹介した真ん中の記憶が抜け落ちやすいという脳の特性の理由から、6つのテーマすべてを同じように記憶に残すことは困難です。

一方、小刻み学習では、「1テーマ最大20分」で切り上げて、休憩を挟みます。

20分未満の勉強時間の間に5～10分ほどの短い休憩を挟んで脳シフトを行い、脳をリフレッシュさせてあげるのです。

テーマごとに脳番地を休ませることができるため長期記憶に保管するためのフォルダを作りやすいのもメリットです。

また、20分という短い時間の中で「わかった！」という感覚が得られると、理解系脳番地のピークを作りやすく、勉強への理解度を格段に高めてくれます。

120分間ぶっ通しの勉強で、脳が疲弊した状態での「わかった！」だと、ファイアリングのピークがどうしても弱くなります。

小刻み学習したときほどのインパクトが残らないため、中期反応、長期反応も弱くなり、記憶に定着しにくくなります。

前著で「週末に120分の勉強をするより、10分の勉強を12日間続けたほうが記憶に残りやすい」と伝えたのもこういう理由があったからなのです。

平日に全く勉強せず、週末に120分勉強するくらいなら、1日10分の勉強を12日間続けたほうが12回のピークを作ることができ、しっかりと理解できた感覚を得ながら勉強を進めていけます。

「私は難関試験に挑もうとしているので、1回10分や20分の勉強では間に合わない。1～2時間勉強しなければならないし、それくらいは平気で集中できる」という人もいるでしょう。

しかし、脳の特性からいっても、まずは小刻み学習を会得しないと、長時間勉強を脳は受け付けてくれません。

脳の基礎体力がしっかり整っていないと、「1～2時間平気で集中しているつもり」になっているだけで、実際のところは弱いファイアリングがダラダラと続いているだけの状態になっているのです。

もっと勉強したい！　という人も、まずは小刻み学習に慣れて、脳のファイアリングを自在にできるようになってから長時間勉強に移行しましょう。

【最大値でファイアリングする方法】

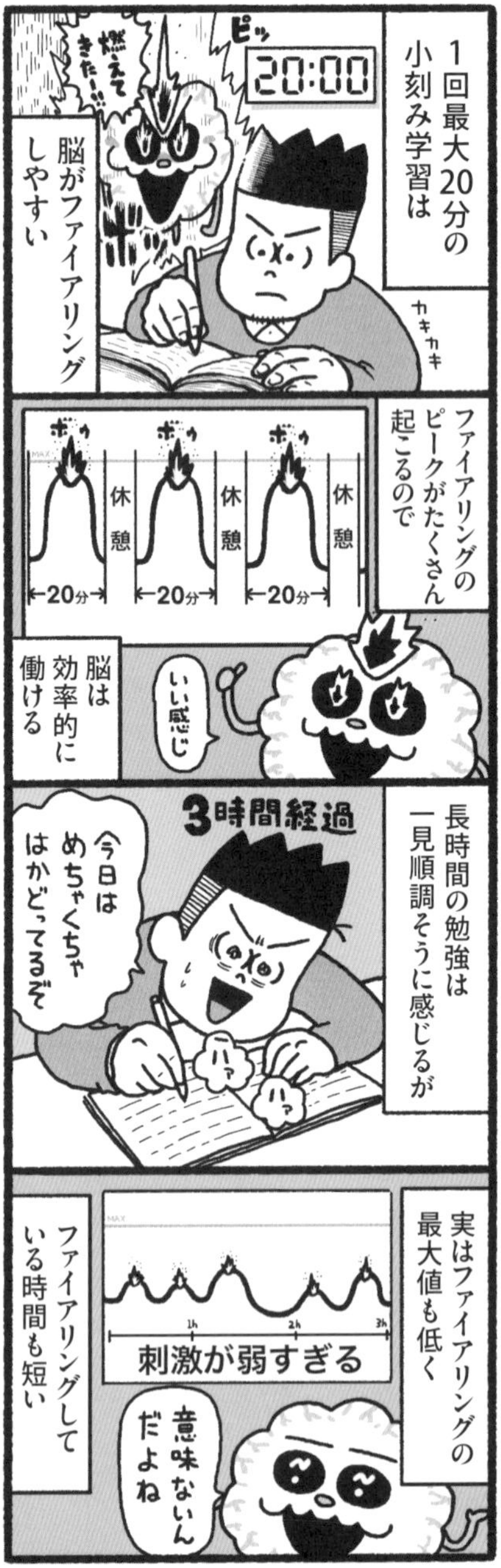
1回最大20分の小刻み学習は
ピッ
20:00
燃えてきたー!!
ボッ
カキカキ
脳がファイアリングしやすい
ファイアリングのピークがたくさん起こるので
ボッ
ボッ
ボッ
MAX
休憩
休憩
休憩
20分
20分
20分
脳は効率的に働ける
いい感じ
長時間の勉強は一見順調そうに感じるが
3時間経過
今日はめちゃくちゃはかどってるぞ
ハァ
ハァ
実はファイアリングの最大値も低く
MAX
1h
2h
3h
刺激が弱すぎる
ファイアリングしている時間も短い
意味ないんだよね

脳は飽きやすく疲れやすいので、長時間の勉強では小さなファイアリングが少ない回数しか起こらない。強いファイアリングを起こすために短時間学習で新鮮さを脳に与え、ファイアリングのピークを何度も起こすのが効果的。

07 脳番地社員は休む時間の長さより休憩回数が多いほうが好き

小刻み学習で、なぜ脳番地の働きがよくなるのかというと、それは、脳がもともと怠け者の性質を持っているからです。

8つの脳番地は社長も含め、現実社会にいたらグータラ社員と呼ばれてしまいそうなほど休憩をしたがります。

ただし、強みもあります。

株式会社ブレインの面々は、1時間や2時間の長時間休憩は必要ありません。長時間休憩は、8つの脳番地を余計にグータラさせてしまい、もう一度働かせるのに時間がかかってしまいます。

それぞれの脳番地を効率的に働かせるポイントは5分弱のクイック休憩です。

ちょっと集中して企画書を書いたらコーヒーブレイク、会議後はコンビニまでコーヒーを買いに行くなど、5分弱の短い休憩をこまめに取りましょう。

小刻み学習で働いていた脳番地をクイック休憩させると、脳は疲弊し切る前にコンディションを立て直すことができ、再びいい状態から次の勉強を再開できます。

勉強にしても、休憩にしても、大人の勉強はいかに時間を捻出するかが課題かと思いますが、休憩も短時間でいいので、「最大20分の小刻み学習＋5分弱のクイック休憩」の組み合わせが大人脳にとって、あらゆる面で効率がいいのです。

「脳は短めの休憩がたくさん欲しい」

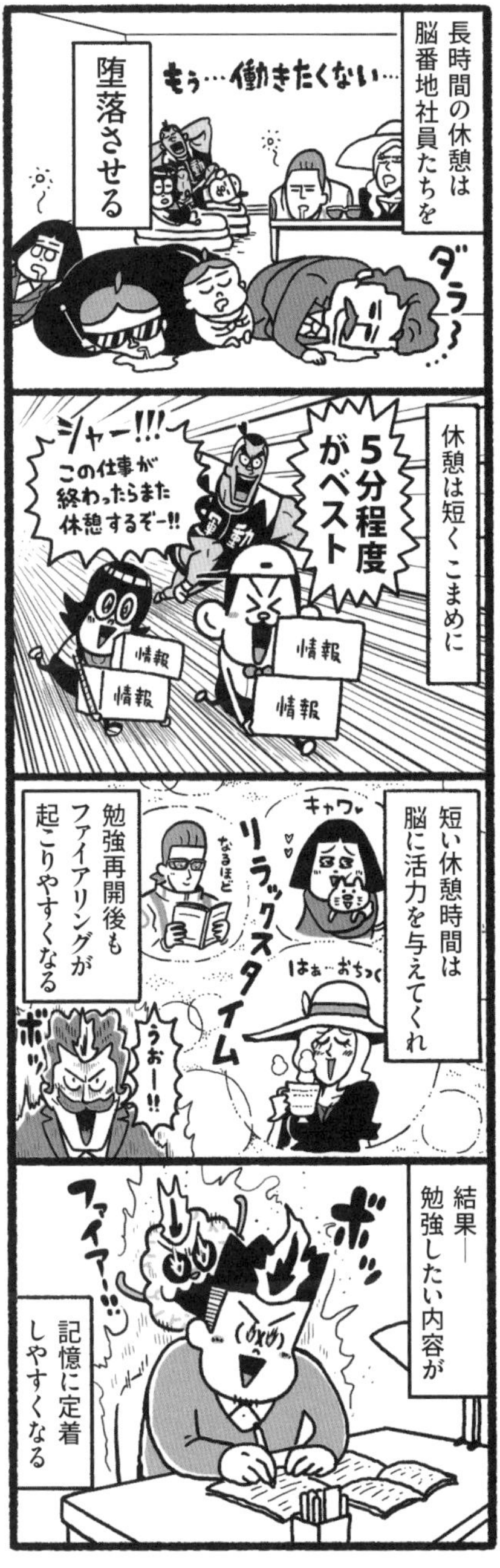

長時間の休憩は脳番地社員たちを
堕落させる
もぅ…働きたくない…
ダラ〜…
休憩は短くこまめに
5分程度がベスト
シャー!!!
この仕事が終わったらまた休憩するぞー!!
情報
情報
情報
情報
短い休憩時間は脳に活力を与えてくれ
キャワ♥
なるほど
リラックスタイム
はぁ…おちつく
勉強再開後もファイアリングが起こりやすくなる
ボッ
うおー!!
結果— 勉強したい内容が
記憶に定着しやすくなる
ボッ
ファイアー!!

脳番地社員が疲れ切ってしまう前に、こまめな休息によって脳の疲弊蓄積を未然に防ごう。もともと怠け者の脳には長時間休憩は不向き。休みすぎると勉強を再開したときに脳番地たちは働こうとしない。

08

一気に複数のテーマを並行して勉強するのはＮＧ

大人の勉強法の場合、しっかりと時間を取って勉強に取り組めるのは、仕事が休みの週末などに限られるかもしれません。

たとえば、週末に近所のカフェで勉強しようと思ったとき、カバンに何を入れていきますか？　筆記用具やパソコンは別として、勉強のために持っていくテキストがいくつあるでしょうか？

「今日はこれをやるつもりだけど、もしかしたら時間が余るかもしれないからこっちのテキストも持っていこう」

「何冊か持っていって、カフェに着いたときの気分で何をするか決めよう」

こんなふうに考える人も多いのではないでしょうか。しかし、これが脳を無駄に疲れさせる原因なのです。

128ページで「1テーマ最大20分」の勉強法を紹介しましたが、可能であれば、持ち出すテキストは1冊、そのときに学習するテーマは1つに絞ることが大人脳を効率よく使うコツです。

とはいえ、せっかく時間があるんだから「今日は1日勉強して、AとBとCについて理解を深めたい！」という日は、まずAのテーマに関するテキストをカバンに入れてカフェへ行きます。そして、勉強が終わったら一度家に帰りましょう。

そしてまたBのテーマを決めて外出し、勉強が終わったら、次のCのテーマを家に取りに戻るのです。

めちゃくちゃ面倒で非効率的に思えるこの繰り返しにこそ、脳をよりよく働かせるポイントがいくつも潜んでいます。

カバンの中に最初から複数のテキストが入っていると、何から取り掛かろうかと考えるところから始まります。

脳は何かを始めるときに大量のエネルギーを使うため、勉強が始まってもいないうちから脳に考えさせていることが、すでに非効率的なのです。

その上、複数のテキストを最初から持っていると、1つのテキストで行き詰まった場合、気分転換になどと言って別のテキストに手を出したりしてしまいますよね。

これが脳を混乱させる元凶。

勉強したことを長期記憶に送るときには、たとえば英語の学習なら「単語」「リスニング」「文法」「長文読解」などのラベルをつけて保管しておくことで、後々、思い出したいときに長期記憶から引っ張り出しやすくなります。

パソコンでたとえるなら、フォルダを作って関連する文書や資料を保存していくのと同じこと。

フォルダを作らず、デスクトップに文書や資料が溢れかえっていたら、探すのに時間がかかってしまいますし、考えもせずに適当にフォルダを作っていると「あれ、どこに入れたんだっけなぁ」と結局見つけるまでに時間がかかってしまいます。

きちんと理解して、後からでも使いやすい整理されたフォルダであれば、その資料を見つけ出すことは容易です。

複数のテキストを気分の赴くままにつまみ食いしているのは、AのフォルダにBやCの一部が混じってしまうことと同義。

どちらも中途半端な状態で終わってしまい、二兎を追うものは一兎をも得ずのことわざの通りになってしまいます。

繰り返しになりますが、その時間に勉強することは1テーマに絞ることが小刻み学習の鉄則です。

また、面倒に見える「家に取りに戻る」という行為もたくさんのメリットがあります。

脳シフトができるので、脳番地を休憩させてあげられますし、歩くことで運動系が働くので、脳番地全体を元気にさせることに繋がります。

歩いている最中に入力ファイアリング→中期反応→長期反応とファイアリングが続く上に、他の情報の干渉も入らないので、後からとても使い勝手のいいフォルダで長期記憶に保存されることになるのです。

郵 便 は が き

料金受取人払郵便

新宿北局承認

9181

差出有効期間
2026年 1 月
31日まで
切手を貼らずに
お出しください。

169-8790

174

東京都新宿区
北新宿2-21-1
新宿フロントタワー29F

サンマーク出版愛読者係行

ご 住 所	〒 都道府県	
フリガナ		☎
お 名 前		(　　　)
電子メールアドレス		

ご記入されたご住所、お名前、メールアドレスなどは企画の参考、企画用アンケートの依頼、および商品情報の案内の目的にのみ使用するもので、他の目的では使用いたしません。
尚、下記をご希望の方には無料で郵送いたしますので、□欄に✓印を記入し投函して下さい。
□サンマーク出版発行図書目録

1 お買い求めいただいた本の名。

2 本書をお読みになった感想。

3 お買い求めになった書店名。

市・区・郡　　　　町・村　　　　書店

4 本書をお買い求めになった動機は?

・書店で見て　　・人にすすめられて
・新聞広告を見て(朝日・読売・毎日・日経・その他=　　　)
・雑誌広告を見て(掲載誌=　　　)
・その他(　　　)

ご購読ありがとうございます。今後の出版物の参考とさせていただきますので、上記のアンケートにお答えください。**抽選で毎月10名の方に図書カード(1000円分)をお送りします。**なお、ご記入いただいた個人情報以外のデータは編集資料の他、広告に使用させていただく場合がございます。

5 下記、ご記入お願いします。

ご職業	1 会社員(業種　　) 2 自営業(業種　　) 3 公務員(職種　　) 4 学生(中・高・高専・大・専門・院) 5 主婦　　6 その他(　　)		
性別	男・女	年齢	歳

ホームページ　http://www.sunmark.co.jp　ご協力ありがとうございました。

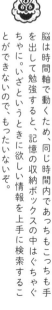

「参考書のつまみ食いは本番で損する」

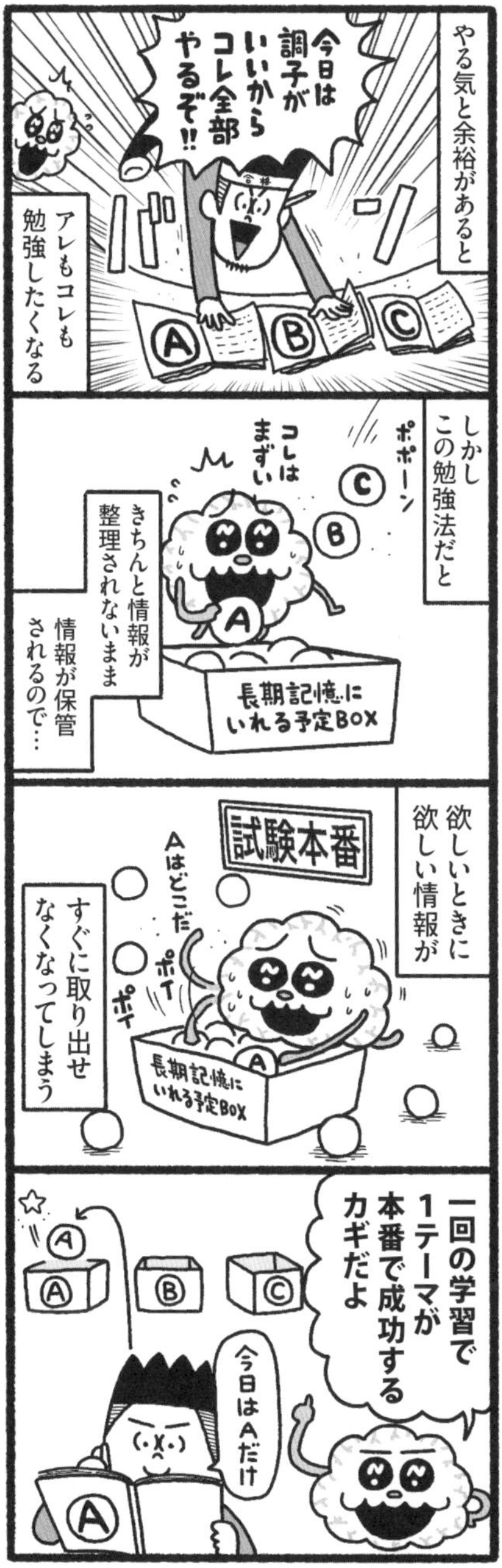

やる気と余裕があると
今日は調子がいいからコレ全部やるぞ!!
アレもコレも勉強したくなる
A
B
C
しかしこの勉強法だと
ポポーン
コレはまずい
きちんと情報が整理されないまま
情報が保管されるので…
長期記憶にいれる予定BOX
欲しいときに欲しい情報が
試験本番
Aはどこだ
ポイ
ポイ
すぐに取り出せなくなってしまう
長期記憶にいれる予定BOX
一回の学習で1テーマが本番で成功するカギだよ
今日はAだけ

脳は時間軸で動くため、同じ時間内であっちもこっちも手を出して勉強すると、記憶の収納ボックスの中はぐちゃぐちゃに。いざというときに欲しい情報を上手に検索することができないので、もったいないぞ。

09

平日は朝に決めた1テーマを1日かけて小刻み学習する

小刻み学習では、20分未満を勉強時間として設定しています。

つまり、20分未満なら、1分でも5分でも10分でもかまわないのです。

「平日は勉強時間を確保できない」と言い訳してきた忙しい社会人も、朝、1つテーマを決めて、1日かけて小刻み学習をすれば、昨日より今日、今日より明日と右肩上がりで賢くなれます。

平日の勉強法としておすすめなのが、まず、朝仕事へ向かう前に今日のテーマを1つ決めます。

可能ならば、朝5分でも10分でもいいのでテーマにした問題に取り組んだり、テキストを読んだりできると、目覚めたばかりのクリアな脳にしっかりインプットができます。

もし、朝の勉強時間が作れなかったとしても、テーマに決めたものをチラッと見てから通勤カバンに入れたり、気になる記事をプリントしてポケットに入れたりするだけでも、インパクトは少し弱まりますが、これも立派な朝学習です。

平日の1テーマは、その日にこまめに思い出して思考を巡らせることで小刻み学習になります。

満員電車に乗る前に、プリントした記事の見出しをチラリとチェックしておいて、車内でそれについて考えてみる。

朝取り組んだ問題を思い返して、答えが合っていたかどうか、人に説明できるくらいに自分が理解できているかどうかを考えてみる。

昼休みにはテキストやプリントを引っ張り出して目を通し、仕事の合間のトイレに行くタイミングなどに思い返す時間を作ってみる。

こんなふうに、頻回に思い出すだけで、記憶を司る海馬へ「これは重要なことですよ」というメッセージを送ることができ、長期記憶に保管されやすくなります。

短い時間で繰り返し思い出すことになるので、当然、途中で思考を中断しなければならない場面が出てきます。

その中断こそが大人脳にはプラスに働きます。

「もう少しでわかりそうなのに」という状態で中断されると、脳の中でネットワークファイアリングしやすくなります。

その結果、記憶が定着しやすくなります。

中断されたことで「あ〜もうちょっとやりたかった！」「あと少しでキリがよかったのに！」という感情系も動き出し、勉強する内容に対して親密度が格段にアップします。感情系が動いたものに対して、海馬の判断は甘くなるので、エピソード記憶としてもインプットされやすくなります。

「次のタイミングでここから取り組むぞ」という目安（見立て）ができ、準備運動がバッチリな状態で臨めるので、勉強の再開も億劫でなくなります。

もともと思考系脳番地の働きが弱っている人は、朝のテーマを1つに絞り込めず、「念のため」とか「もしかしたらこっちを勉強したい気分になるかも……」などと余計な心配をして、2つも3つもテーマを持ち歩こうとしてしまいがちですが、１日１テーマだけと強く自分に言い聞かせて実行してみてください。

小刻み学習が定着してくると、思考系もよく働くようになるので、情報の選択が容易になり、「明日はこれについてもっと知りたいな」など、考えるよりも前に自然とテーマが決まってくるようになることでしょう。


今日のテーマを決めて、関連する資料をカバンに入れて持ち歩く。

これは勉強だけではなく、仕事にも応用できる方法です。

プレゼンの資料や企画書を作らなきゃいけないときには、朝、資料を読んでカバンに入れ、１日の中で親密度を高めていくと、今までよりもスムーズに仕事が進むことでしょう。


勉強、仕事、社会情勢など気になるニュースなどなんでもいいので、１日１テーマを決めて小刻み学習することは最高の脳トレになり、脳は衰えている暇がなくなりますよ。

10

勉強＋ウォーキングの「余韻学習」がもっとすごい脳を育てる

脳全体が活動しているとき、ファイアリングは短期反応↓中期反応↓長期反応と伝導していくことはすでにお伝えしました。

その中でも3度目のファイアリングである長期反応の「余韻」をうまく利用することで、簡単に、もっとすごい脳を育てていけます。

たとえ勉強時間が短くても、脳が余韻によって勝手に勉強内容に興味を持っている状態を保てるので、効率がよく、もっとすごい脳への道が開かれるわけです。

長期反応を起こすコツは簡単です。

たとえば、今日は30分勉強の時間が取れるという場合は、小刻み学習の法則に則り、勉強時間は20分に設定します。
そして、残りの10分でウォーキングをしましょう。

この10分のウォーキングこそが、「余韻学習」です。

ウォーキングは、忙しい社会人が衰えさせがちな運動系脳番地を刺激して脳全体を活性化させるという素晴らしい効果があります。
歩きながら、直前に勉強した内容を脳内で振り返り、考えることで学んだことの脳への定着率が格段にアップします。
137ページで、面倒でも一度家に帰るようにとお伝えしたのも、この余韻学習のためです。

勉強時間が60分あるなら、20分勉強+10分ウォーキングを2セット。

10分しか勉強する時間がない日でも、そのうちの3～5分を余韻学習にあてるようにします。

学んだことを脳内で繰り返す頻度が高ければ高いほど長期記憶に刻まれやすいので、直前に勉強したことをもう一度振り返り、勉強中とは違う形でさらにインプットすることで記憶が強化されるのです。

出勤前に10分程度の朝学習をしたら、駅までの道のりで学んだ内容を振り返るようにするのがおすすめです。

状況によっては、スペース的にウォーキングができなかったり歩くほどの時間が取れなかったりするケースもあると思います。

そんなときでも勉強と余韻学習はセットで行うことが効率的です。

5～10分間程度、椅子から立ち上がって伸びをしたり、肩を回したりなど軽くストレッチをして運動系脳番地を刺激しつつ、脳内で振り返りをするといいでしょう。

11

たった5分も集中できないときは脳の〝休みたいアラート〟が発令中

「さあ、勉強しよう！」

気合いを入れてテキストを開いてはみたものの、ページをパラパラめくるばかりで、目で文字を追っても何も頭に入ってこない。

ちょっとやっては、用もないのにスマホに手が伸びるを繰り返してしまったり……。

たったの5分さえも集中できない。

そんなときが、誰にだってあるものです。もちろん、私にもあります。

5分の集中もできないときは、脳が疲弊しているサインです。
無駄にダラダラと時間を費やすよりも、その場は割り切って諦めましょう。

大人の勉強法には「切り上げ力」が求められます。

いくら粘って勉強を続けてみても、思ったような成果は上がりません。

切り上げるという強い自力オフができると、脳はリフレッシュできます。

本書で紹介している脳シフトや呼吸法で脳全体をリフレッシュする方法も有効ですし、思い切って勉強をする場所を変えてみるのも手です。
お気に入りのカフェに場所を移すだけで勉強モードのスイッチが入ることもありますし、全くやる気が出ないのであれば、サウナにでも行ってひと汗流してきてもいいでしょう。ポジティブな気持ちになれることをして、疲れた自分と脳をケアしてあげましょう。

12

初めてのこと、苦手な分野の勉強はスーパースロースタディ

何度テキストを読んでも、いまひとつ理解ができない。なんとなくわかったつもりではあるけど、人に説明しようと思ったらうまくできない。

誰にでも苦手な分野やコンテンツがあるのは当然です。

そもそも初めて目にするものを理解すること、苦手な分野を勉強することが脳は得意ではありません。

とはいえ、資格取得のためには避けては通れない道ですよね。

初めての分野、苦手な分野を勉強するときのコツがあります。

超絶ゆっくり学ぶ「スーパースロースタディ」です。

勉強は時間をかけずに素早く理解できたほうがいいという風潮がありますが、そんなことはありません。勉強においては、超絶ゆっくり学んだほうが、最終的に効率がよくなることが多いのです。

たとえば、あなたは野球に関しては全くの素人。甲子園に出場したこともある野球経験者の友人と一緒に野球観戦をしているとしましょう。

ピッチャーが投げた球に対して、あなたはストライクなのかボールなのかの判定をすることも危ういことでしょう。

一方、経験者の友人はストライクの判定ばかりか、「今のはフォークボールだ」「球速は時速140㎞はあったな」などと、一瞬にして球種まで見極めることができます。

２人は目の前で全く同じものを見ているのに、そこから得られる情報の量と質には雲泥の差があることがわかりますね。

勉強もこれと同じで、初めてのことや苦手なことを学ぶときにスピードを追い求めてしまうと、大切な情報や細かな情報を見落としてしまうのです。

もし、ピッチャーの投げた球を超スローモーションにしたら、どうでしょう。野球の素人のあなたでも、その球がストライクゾーンに入っているかどうか、ボールがカーブを描いているのか落ちているのかといった情報を見極めることができるはずです。

勉強でもまずはゆっくり取り組んで、その情報に慣れ、見極める目を育てていく時間が必要です。

スーパースロースタディでは、一見、勉強に関係なさそうな寄り道もウエルカムです。
「これって、こういうことかな？」と疑問が湧いたら、自分の興味が赴くままに調べてみましょう。「ここで言っているのは、この前見たあれのことかな？」と気づきを得たら、〝この前見たあれ〟を遡って探しに行ってみましょう。

自分の中で芽生えた疑問や閃きなどの自家発電をエンジンにして学ぶことで、自然と理解度は深まり、勉強との親密度が高まっていきます。

そうなってくると今度は、視覚系・聴覚系の情報収集能力の精度がだんだん高まってきて、必要な情報を入手しやすくなっていきます。

すると、勉強に対しても前向きになれますし、気づいたときには苦手意識も払拭されていることでしょう。

スーパースロースタディは、スタートこそのんびりですが、最後の直線コースをアクセル全開で走り抜けることのできる最強の勉強法です。

「ゆっくり見て、ゆっくり聞けばたくさんのことに気づける」

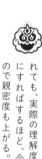

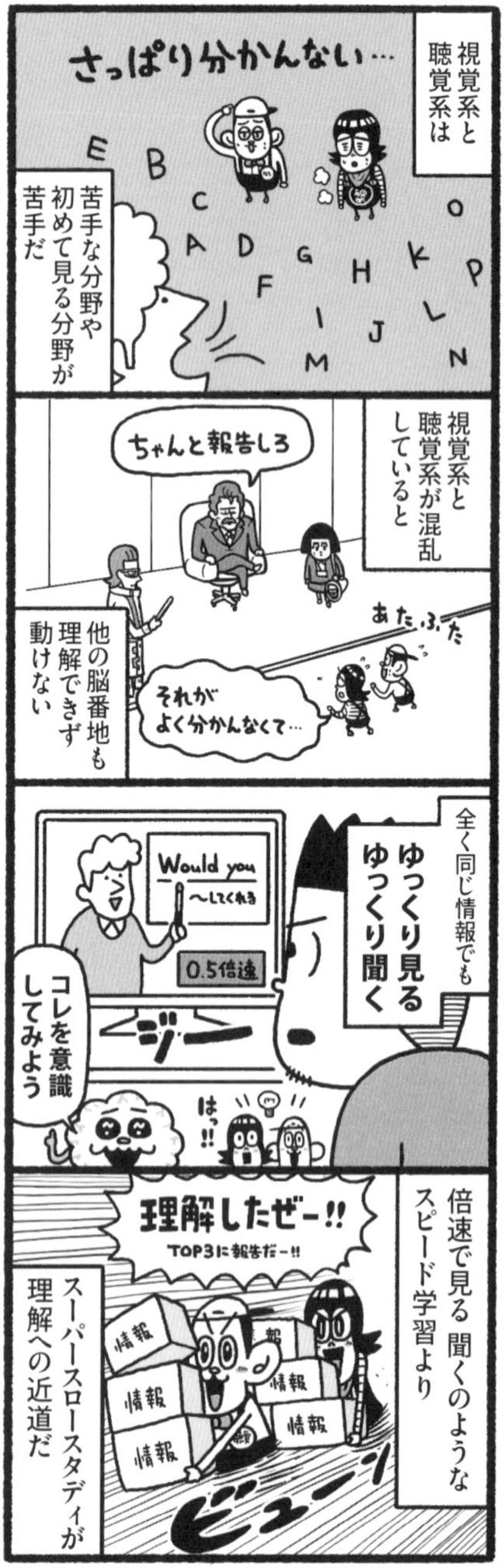

視覚系と聴覚系は
さっぱり分かんない…
苦手な分野や初めて見る分野が苦手だ
視覚系と聴覚系が混乱していると
ちゃんと報告しろ
あたふた
それがよく分かんなくて…
他の脳番地も理解できず動けない
全く同じ情報でもゆっくり見るゆっくり聞く
Would you
〜してくれる
0.5倍速
ジー
コレを意識してみよう
はっ!!
倍速で見る 聞くのようなスピード学習より
理解したぜー!!
TOP3に報告だー!!
情報
情報
情報
情報
情報
ビューー!
スーパースロースタディが理解への近道だ

映像を倍速で見るトレンドがあるが、勉強した気分は得られても、実際の理解度は低い場合が多い。スローモーションにすればするほど、今まで気づかなかったことに気づけるので親密度も上がる。

13 まるっきり歯が立たないときは、その1問にたっぷり時間をかける

まるっきり歯が立たない問題に出合ったときも、その1問にじっくり時間をかけて取り組む「スーパースロースタディ」が有効です。

たとえば、英語を勉強していて、長文読解がなかなか攻略できない、困ったぞ、というときには、いくつもの長文読解に手を出すのではなく、目の前にあるその1問に徹底的に繰り返し取り組みます。

私も28歳までは英語がかなり苦手で、海外の論文が読めずに苦労しました。

そのときに実践したのが、スーパースロースタディです。

英語の論文を最初から最後まで一読し、何をどう説明しているのかが全くわからないので、仕方なく、知らない単語を1つずつ調べることから始めました。単語の意味を調べ終わったら、もう一度、頭から論文を読んでいくと、少しずつ文章全体の意味もわかるようになってきます。

一度読んだだけではわからないので、もう一度最後まで読んでみる。さらに理解した上でまた読む。だんだんと読むスピードも上がってきます。

同じ論文を5回以上読むとスラスラと読めるようになりました。


最初の英語論文をスラスラ読めるようになったら、違う論文も試しに読んでみます。

同じように一読して単語の意味を調べて、もう一度頭から読んでみる。

知らない単語の数も最初よりは減り、文章の構造も同じなので、最初の論文ほど時間がかからず、読めるようになりました。

1つの論文を繰り返し読んでいくうちに英語の長文、論文をテンポよく読んでいくコツがだんだんと掴めてきたのです。

苦手意識のある英語長文を読もうとすると、最初は長すぎて理解系脳番地がファイアリングしません。思考系脳番地も指示が出せずにフリーズしてしまいます。

長文を単語という最小単位に細かく区切り、まずは単語の意味を理解し、理解系脳番地が働けるようになって、勉強が一歩前進します。

調べた単語の意味を反芻しながらもう一度文章を読むと、格段に理解度が上がっていると自分でも感じられ、最初に比べて入力系ファイアリングの刺激が強くなります。

この「少しわかってきたぞ！」という感覚を持ちながら、繰り返し読んでいくと、親密度が強くなり、苦手で全く歯が立たなかった問題との距離が縮まっていくのです。

ここまできたら、翌日もう一度、同じ英語の長文問題に目を通してみます。すると、全部ではなくても記憶に定着しているところがあるので、前日よりも「わかる！」というポジティブな感覚を持って勉強に臨めます。

同じ問題に時間をかけて繰り返すという、一見意味のないような勉強法によって徐々に構造が明確になります。

この方法は、避けては通れない苦手意識のある問題に対して効果抜群！

理解が進むうちに思考系脳番地もよっしゃそろそろ出番だぞと働く気になり、ワーキングメモリが働くようになってくると学んだ内容のフォルダが作成されて、脳も「そういうことだったのね」と納得して記憶してくれます。

脳の理解度が上がれば、次に違う問題を見たときでも理解できるイメージが湧いてきて、苦手意識を遠ざけることができるようになるのです。

14

違う問題を100問やるより10問の問題を10回ずつやろう

まるで何かのトレーニングであるかのように、ひたすら問題を解くことを自分に課している方がいますが、残念ながら、「スーパースロースタディ」の効果からわかるように、数をこなすだけでは脳の仕組みはなかなか変わりません。

大人脳は、理解してこそ、記憶にも定着するのです。

たとえば、100台のハードルを跳ぶときに、ノルマをこなすように何も考えず100台を跳ぶのなら、1台目で失敗しようとそのまま突っ走ればいいだけです。

一方で、上達したい人は、１台目を倒したら、２台目以降は跳び方を変えてみるでしょうし、脚の角度を変えるなどして、もっとラクに確実に跳べる方法を考えて技術を向上させていくことでしょう。

勉強も１問解いたら、その経験や技術が加算され、２問解いたらまた加算されというように、学んだことを積み重ねていくことが大事です。

理解があいまいなまま１００問を解いても、たまたま正解した何問かがなぜ解けたのか、その理由すらはっきりしません。数は必要ありません。

理解するまで、同じ問題を繰り返し解くほうが大人脳には有効です。

目安は10問の問題を10回ずつ解くこと。

前述した通り、なぜ正解したかがわかることこそが、その問題を真に理解したということなのです。繰り返すことによって、どこにまだ不安があるのかを把握しやすくもなるので、最初は時間がかかるけれど、理解する仕組みを自分の中に作っていきましょう。

15 目次に日付を入れて、自分の脳を飽きさせない

学んだことを知識として記憶に送り込むためには、1つのテキストを最低でも3回は繰り返して学習するほうが深い理解が得られます。

でも、1つのテキストを繰り返しやるのは飽きてしまいそう……。そう思う気持ちはわかります。

飽きは当然、ファイアリングを起こしにくくします。

そこで、飽きないための工夫をしていきましょう。

まず、最初の1回目は、自分の好きな項目から学習を開始します。

自分の好奇心を利用して、学ぶ内容との親密度を高めながら学習を進めていきます。

取り組んだ項目は、テキストの目次に日付を入れておきましょう。

日付を入れることで、〝時間軸を可視化〟できます。

勉強した日付を入れることで、学習を思い出として残すことができるため、エピソード記憶として長期記憶に残りやすくすることができます。

さらに、日付を埋めていく楽しみが得られるので、視覚系と思考系へのご褒美効果があります。

白地図に色を塗っていくように、自分の好きな項目からランダムに勉強をしてすべての項目に日付が入ったら、今度は、テキストの頭から通しで学習をして、学んだ知識の整理整頓をしていきます。

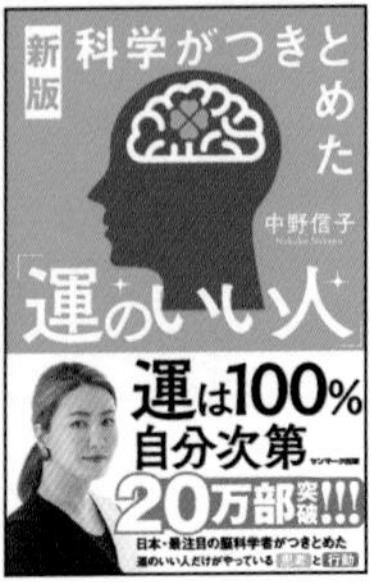

新版 科学がつきとめた「運のいい人」

中野信子 著

運は１００％自分次第！「運がずっといい人」には科学的根拠があります！日本再注目の脳科学者がつきとめた運のいい人だけがやっている思考と行動。強運は行動習慣の結果です！

定価＝1650円（10%税込）978-4-7631-4080-7

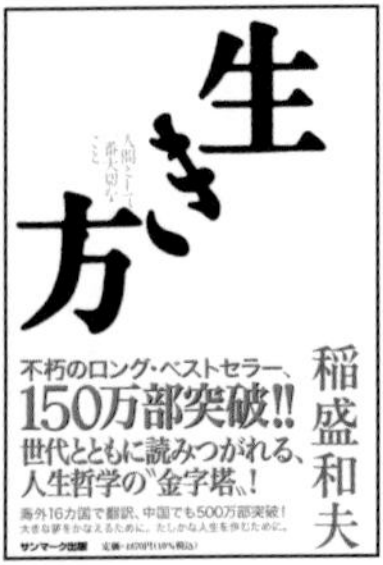

生き方

稲盛和夫 著

大きな夢をかなえ、たしかな人生を歩むために一番大切なのは、人間として正しい生き方をすること。二つの世界的大企業・京セラとKDDIを創業した当代随一の経営者がすべての人に贈る、渾身の人生哲学！

定価＝1870円（10%税込）978-4-7631-9543-2

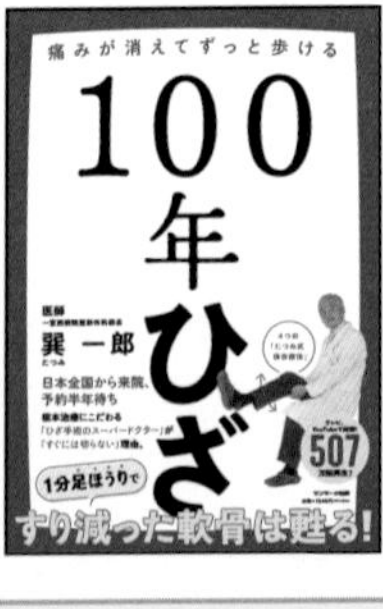

100年ひざ

巽 一郎 著

世界が注目するひざのスーパードクターが教えるひざが手術なしで元気になる３つの方法。すり減った軟骨は「１分足ほうり」で甦る！「１００年足腰」で10万部突破！の著者のひざに特化した最新刊！

定価＝1540円（10%税込）978-4-7631-4066-1

子ストアほかで購読できます。

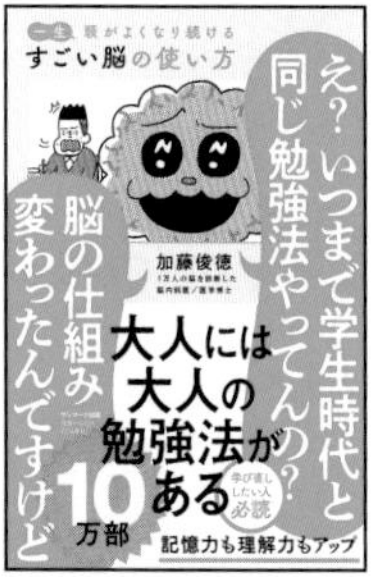

一生頭がよくなり続けるすごい脳の使い方

加藤俊徳 著

学び直したい大人必読！大人には大人にあった勉強法がある。脳科学に基づく大人の脳の使い方を紹介。一生頭がよくなり続けるすごい脳が手に入ります！

定価＝1540円（10%税込）978-4-7631-3984-9

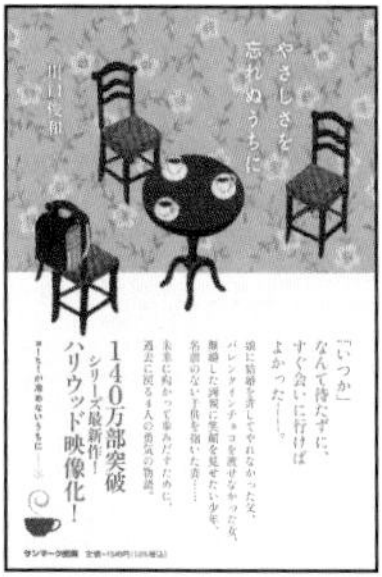

やさしさを忘れぬうちに

川口俊和 著

過去に戻れる不思議な喫茶店フニクリフニクラで起こった心温まる四つの奇跡。
ハリウッド映像化！世界320万部ベストセラーの『コーヒーが冷めないうちに』シリーズ第5巻。

定価＝1540円（10%税込）978-4-7631-4039-5

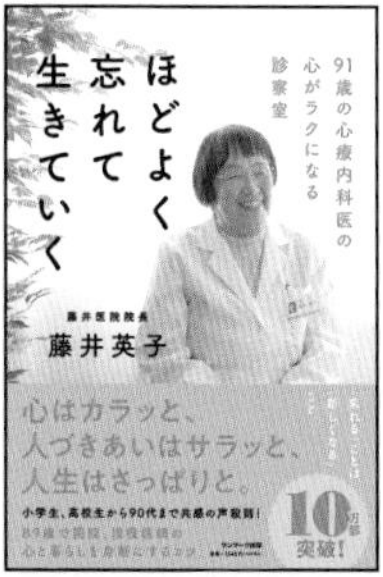

ほどよく忘れて生きていく

藤井英子 著

91歳の現役心療内科医の「言葉のやさしさに癒された」と大評判！
いやなこと、執着、こだわり、誰かへの期待、後悔、過去の栄光…。「忘れる」ことは、「若返る」こと。
心と体をスッと軽くする人生１００年時代のさっぱり生き方作法。

定価＝1540円（10%税込）978-4-7631-4035-7

電子版はサンマーク出版直営

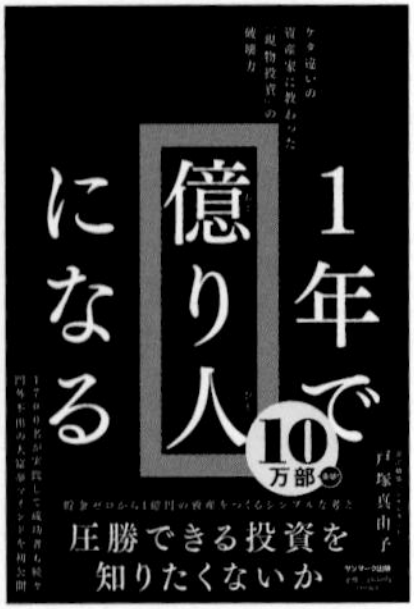

1年で億り人になる

戸塚真由子 著

今一番売れてる「資産作り」の本!
『億り人』とは、投資活動によって、1億円超えの資産を築いた人のこと。
お金の悩みは今年で完全卒業です。
大好評10万部突破!!

(定価= 1650 円(10%税込) 978-4-7631-4006-7)

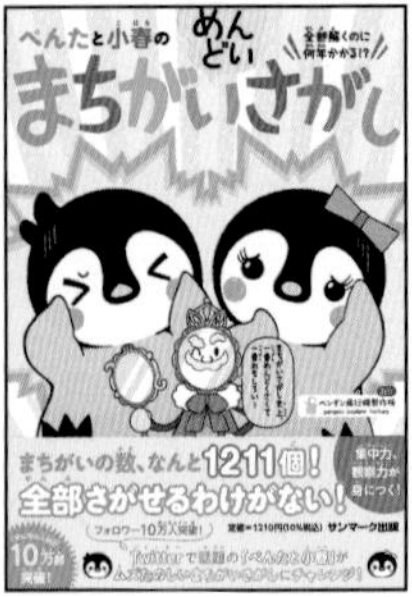

ぺんたと小春《こはる》の めんどいまちがいさがし

ペンギン飛行機製作所 製作

やってもやっても終わらない!
最強のヒマつぶし BOOK。
集中力、観察力が身につく、ムズたのしいまちがいさがしにチャレンジ!

(定価= 1210 円(10%税込) 978-4-7631-3859-0)

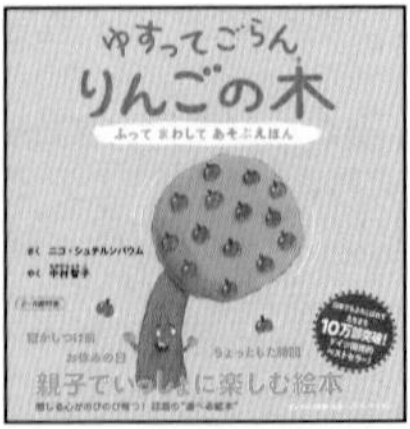

ゆすってごらん りんごの木

ニコ・シュテルンバウム 著　中村智子 訳

本をふって、まわして、こすって、息ふきかけて…。子どもといっしょに楽しめる「参加型絵本」の決定版!ドイツの超ロング&ベストセラー絵本、日本上陸!

(定価= 1210 円(10%税込) 978-4-7631-3900-9)

テキストの2回目も忘れずに日付を入れていきましょう。

人の記憶は3カ月程度で長期記憶の倉庫で埋もれてしまいます。

しかし、日付を入れておけば3カ月以内に復習ができているかどうかのチェックも容易にできます。

3回目は、自分がその項目を人に説明できるくらいに理解できているか、自分の理解はまだあいまいなのかをふるいにかけながら学習を進めます。

3章の1年計画の学習法で詳しく説明しますが、目次に日付を入れるときには、学習のテーマごとに自分の理解度を「確実にできる◎」「できる○」「あいまい△」「できない×」の記号にして、パーソナルスコアを書き込んでおくようにします。そうすることで、目次を見るだけで、何に対する理解がまだ不足しているのかなどが一目瞭然になり、その後の学習を進めやすくなります。

3回目が終わったら、目次を見て△や×のついている項目をスーパースロースタディ（152ページ参照）で学んでいきましょう。

脳は可視化されたものを把握することで「やばい！　やらなきゃ！」と気合いが入り直し動き出します。

パーソナルスコアをつけることで、△や×だったところが○や◎にスコアアップされていると、学びが右肩上がりになっていることも可視化され、これがモチベーションの維持に繋がります。

試験直前になったら、日付を目安にして、最後に確認してから3カ月以上経っている箇所がないかを最終チェック。

長期記憶倉庫の奥底から、見つけやすい場所に移動させてあげましょう。

何冊ものテキストをやるよりも、自分の足跡を確認できるテキストが1冊あれば、試験に安心して臨むことができます。

16 朝は、脳がファイアリングしやすい最高のタイミング

社会人が勉強に取り組むときの課題の1つが、勉強時間の確保でしょう。

前著で紹介した通り、週末に2時間（120分）勉強するよりも、10分の勉強を12日間続けるほうが効率的。つまり、土日にまとまった時間が取れる人でも、平日にも10分間の勉強時間を確保することが望ましいのです。

では、その10分をどこに設定するか。ここにもポイントがあります。

私のおすすめは、〝朝〟の10分学習です。

しっかり睡眠が取れているという前提で話をするならば、朝の脳はとても

ファイアリングしやすい状態。集中力、注意力、実行力が高まっていて、スポンジなら吸収力抜群！

朝は忙しくて時間が取れないという人も、自身のスキルアップのためには、朝10分早起きすることを強く推奨します。

朝に情報や知識を与えることで強いファイアリングが起こると、中期→長期反応の自家発電能力が高まって、日中や夕方以降まで学習力が高まります。

朝勉強した内容を見ずに、日中や夕方、頭の中で思い出そうとすればするほど長期反応も強まり、その結果、理解力も高まり、記憶にも定着しやすくなります。

逆に仕事終わりの脳は疲れ気味。仕事と同じ脳番地を使う勉強法ではファイアリングをなかなか起こしにくい状態です。

その状態でファイアリングが起きたとしても弱い刺激なので、ネットワークファイアリングも起こりにくく、あまり効率的ではありません。

私自身も実感していますが、朝、妻に頼まれたことはしっかりと頭に入りますし、すぐ行動に移せます。

しかし、1日の診察を終えて帰宅したときには、私の場合は思考系・伝達系脳番地を中心に脳はすっかり疲れ切っています。

ここで朝と同じ調子で妻に話しかけられても、正直、何も頭に入ってきません。頼まれごとをされると面倒で思わず「え〜今じゃなきゃダメ?」と言ってしまいます(当然、妻は不条理な顔をしてご機嫌がななめになっていきますが……)。

もっとすごい脳になるためには、いかに最初に強いファイアリングを起こすかが重要なのは今まで説明した通り。「勉強は朝するのが吉」と昔から言われていますが、脳科学的にもまさにその通りなのです。

17

苦手なものこそオフラインの勉強場を活用しよう

脳の仕組みがわかれば苦手を克服するのはさほど難しいことではありません。

しかし、学生時代のテストの点数や過去の経験などから、どうしても苦手意識が拭えない科目の1つや2つが誰にもあるものです。

苦手なことに嫌々取り組んでも、脳は全く働かないので、成果が上がらないのは自明の理。

できることなら、苦手な分野でも、見える景色を一変させ、ポジティブな気持ちで勉強に取り組みたいところです。

では、どうすればいいか。

今はYouTubeなど手軽に楽しく学べるオンラインのコンテンツが充実していますが、入力の刺激としては、やはりオフラインには敵いません。

本当に苦手なものであればあるほど、対面で話を聞くことが、苦手意識を払拭する鍵になります。

対面のメリットの1つ目は、エピソード記憶として記憶に残りやすくなることです。

その場の空気感、匂い、対面した人の背格好、声、ふとした表情。

これらのすべてがエピソードとして記憶をサポートしてくれますし、記憶を呼び出すときのトリガーになります。

次なるメリットは、そういった場の空気感によって「そういえば……」と過去の体験が思い出され、長期記憶にアクセスする機会が増えることです。以前の記憶と照らし合わせることで理解が深まったり、新しい発見をするなど、オフラインでは自分の頭で考える自由度が格段に高まります。

全く同じ話を聞いたとしても、画面越しのオンラインでは、その場の匂いや話し手の身体的特徴といった情報が圧倒的に少なく、自分の記憶と結びつけて何かを思い出したり、閃いたりする機会がどうしても少なくなります。

脳にとっては、付随する情報が多ければ多いほど、自身の体験と照らし合わせる情報の選択肢が増え、結果、それが深い学びへと繋がっていくのです。

実は私は、2023年に、ブラジルのリオデジャネイロで行われた睡眠の国際学会に出席しました。コロナ禍で4年ぶりの参加でした。

睡眠の研究はここ数年でさらに進んだことは知っていましたが、それらの論文などを読み漁り、自分なりに解釈するにはかなりの時間を要します。

そこで、コロナ禍も終わったことから、オフラインの場で学ぶことにしました。

学会に出席したときの記憶は鮮明で、講義していたドクターが壇上から降りてきて、にこやかに談笑していたシーンを思い出せば、そのドクターがどんな内容の講義をしていたかを思い出しやすくなります。

そのドクターが話すときの身振り手振り、声のトーン、会場の反応、これらすべてが長期記憶にアクセスするためのトリガーとなってくれるのです。

おかげで、睡眠の研究にさらに興味が湧き、帰国後も引き続き、論文を読むなど勉強を続けています。

オフラインの場で学ぶ以前よりも、理解できるまでのスピードも速くなりました。

オンラインで勉強してもなかなか興味関心が深まらない場合は、勉強の場をオフラインに移して、情報の質・量ともに上げてみましょう。

【オフラインの場でエピソード記憶を獲得する】

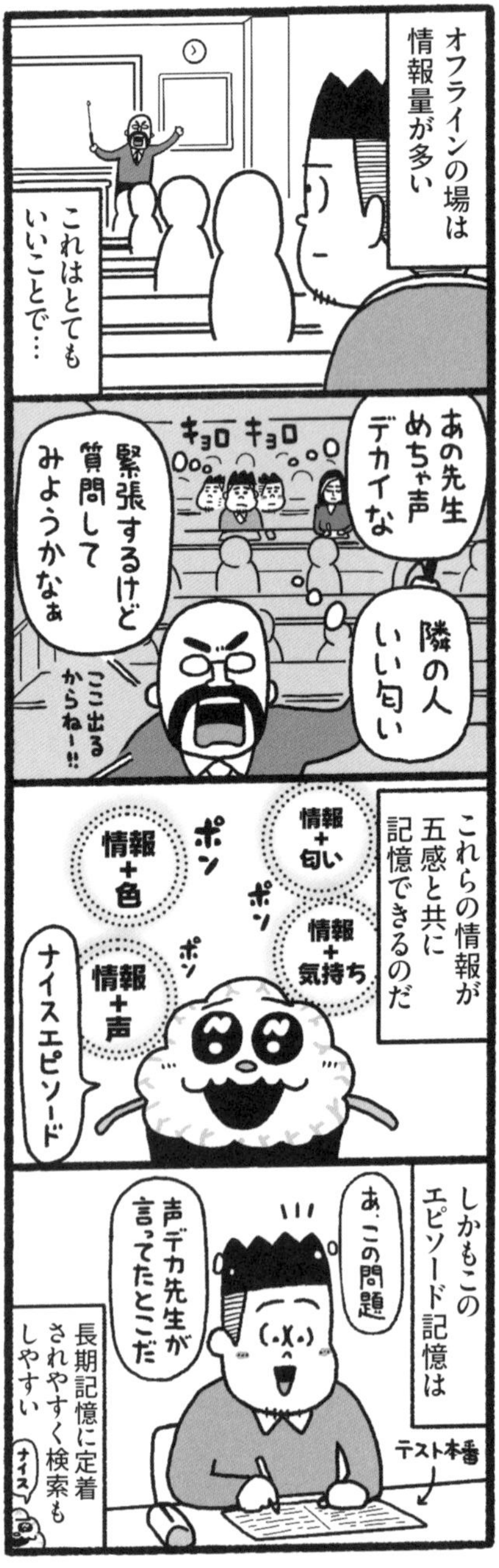
オフラインの場は情報量が多い
これはとてもいいことで…
あの先生めちゃ声デカイな
キョロ キョロ
隣の人いい匂い
緊張するけど質問してみようかなぁ
ここ出るからねー!!
これらの情報が五感と共に記憶できるのだ
情報+匂い
ポン
情報+色
ポン
情報+気持ち
ポン
情報+声
ナイスエピソード
しかもこのエピソード記憶は
あ、この問題
声デカ先生が言ってたとこだ
テスト本番
長期記憶に定着されやすく検索もしやすい
ナイス

オンラインで独学するのに行き詰まったら、オフラインの場、グループ学習のような場に行ってみよう。今までとは違う刺激によってファイアリングできるし、五感を使うのでエピソード記憶として記憶にも定着されやすい。

18

長時間パソコンを使っている人は紙の勉強法が効果的

今やパソコンは日常生活に欠かせないものであり、就業時間の大半はパソコンの画面を見続けているという人も多いのではないでしょうか。

資料作成、メールでのやり取り、オンラインミーティング。日中の8時間ほどをパソコンの前で過ごしていると、仕事が終わった頃には、視覚系脳番地、思考系脳番地、理解系脳番地は酸素を大量に消費して、オーバーヒートを起こしているような状態です。

人類の長い歴史から見れば、1日の大半をパソコン画面を見ながら過ごすようになったのは、本当につい最近のこと。歴史の中では、ほんの数秒程度の時間に過ぎないはずです。長時間、座りっぱなしでパソコンに向き合うことは、自分たちが想像している以上に脳にとっては負担なのです。

実際、眼精疲労に悩まされている人も少なくないはずです。

当然、就業後もパソコンを使って勉強をしようとするのはおすすめできません。

音楽を聴くなどして日中あまり使っていない脳番地を使うことで「脳シフト」を行い、酷使した脳番地を休ませたとしても、パソコンをメインにした学習は、やはり、無理があると言わざるを得ません。

おすすめは、参考書やノートなどの紙とペンを持って手を動かすこと。

視覚系脳番地を休ませ、日中は休んでいた運動系脳番地を働かせることで脳番地全体の働きを上げ、効率よく勉強をすることができます。

19 頭に入らないときは、同じ資料を縦書きと横書きで用意する

勉強するときに、手書きのノートを活用するか、パソコンで入力するか。どちらにもメリット・デメリットがあります。

手書きのときは、書く内容を考えながら、指先の動きのコントロールなどもしていいて、運動系・伝達系・理解系・思考系などさまざまな脳番地をフル回転できます。

一方、パソコン入力時には、もちろん指先を使ってはいますが、手書きのときのように筆圧や文字の大きさなどをコントロールする必要がありません。

街中で自転車に乗るときに何も考えないのと同じで、あまり脳番地を働かせずとも自動的に入力できてしまいます。

脳番地を働かせるという観点から言うと、手書きに軍配が上がりますが、書いたものを活用するという点では、パソコンが有利です。

私が仕事の資料を読まなければならないときは、縦書きと横書き、両方でプリントアウトしたものを用意します。

その日の脳の働きによって、縦書きの文字のほうがすんなりと頭に入ってくる日、横書きのほうが理解しやすい日というのがあるからです。

パソコン上の文章は、クリック1つで縦書きと横書きを変えられます。

手書きのノートを見返してもちっとも頭に入ってこないという人は、ノートにまとめたものをパソコンに入力し、縦書き・横書きを使い分けてみるのも1つの手です。工程が増えればその分、記憶もしやすくなるので一石二鳥です。

「視覚系に入力方法の選択肢をあげる」

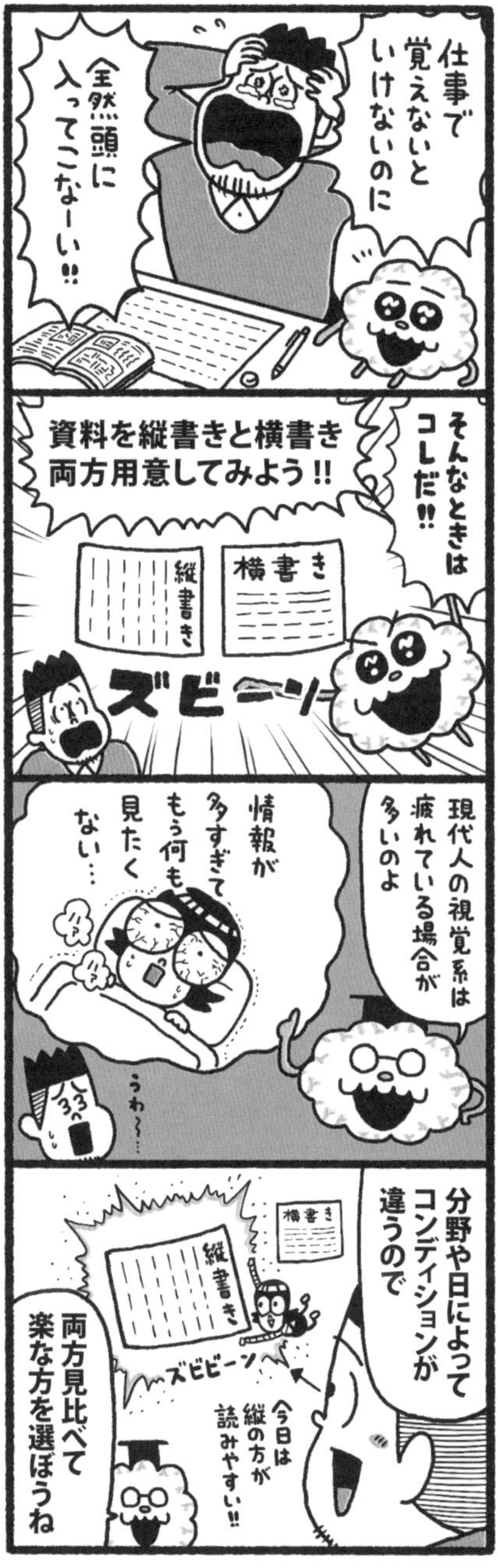

仕事で覚えないといけないのに
全然頭に入ってこなーい!!
そんなときはコレだ!!
資料を縦書きと横書き両方用意してみよう!!
縦書き
横書き
ズビーーン
現代人の視覚系は疲れている場合が多いのよ
情報が多すぎてもう何も見たくない…
うわ〜…
分野や日によってコンディションが違うので
両方見比べて楽な方を選ぼうね
横書き
縦書き
ズビビーン
今日は縦の方が読みやすい!!

全く同じことが書かれていても、それをパソコンで見たとき、スマホで見たとき、紙にプリントアウトして見たとき、縦書きのとき、横書きのときなど、視覚系の把握しやすさが形式や体調によって異なる場合がある。

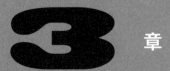

3章

大人が試験に合格するためのすごい勉強計画

大人に合った勉強の進め方も気をつけるべきこともわかったし、これでもう今年は資格取得できる気がするよ。

あのね、脳は思っているだけじゃ動かないからね。

ん??? 僕が思えば、君は動くんじゃないの?

君が僕を動きやすいように工夫してくれないと。

どうやって?

まず、君と僕をしっかり連携させてくれるよう、キーマンに働いてもらうのさ。

キーマン? 思考系のこと?

ふふふ……。

01

自分の現在地を可視化することが脳のガソリンになる

大前提として、脳は、時間軸がはっきりしていると働きやすくなります。

勉強をしようと決めたのなら、まずは勉強の計画を立てて、時間軸を明確にすることから始めるのが筋。

それをすることで、8つの脳番地は自分のすることを理解して動けるようになり、目的を達成するための実行力が上がります。

では、ここから具体的な方法について考えていきましょう。

ここで紹介する方法は、私が実際にクリニックで資格取得を目指す社会人や受験生を対象にアドバイスしている内容も含みます。

まず、すべきことは、自分の持ち時間を明確にすること。

「勉強を始めるときにスケジュールを立てるってことでしょ。基本だろ。そんなの学生時代からやっているよ」

という声が聞こえてきそうですが、本当にそうでしょうか。

最初から脳が動きやすいスケジュールを組み立てられている大人に私はあまり出会ったことがありません。

また、大人になればなるほど、経験が邪魔をして、ざっくりとした見立てで動こうとします。

スケジュールがざっくりであればあるほど、脳は動き出しません。

大人の勉強法には、脳のトップ3である思考系・理解系・記憶系の働きが大切だと思いがち。

しかし、資格試験合格を目指す場合において欠かせないのは、運動系脳番地が管理している「運動企画」の能力です。

運動企画がしっかり働いていないと、的確なスケジュールを組み立てることができませんし、スケジュールがあるからこそ気まぐれな思考系の浮つきがちな心をしっかりと勉強に繋ぎ止めておくことができるのです。

試験合格のキーパーソンである運動系が弱いと、「勉強しようと決めたのにいつも三日坊主で続かない」「スケジュールの見立てが甘くて直前になって慌てふためく」という事態に陥ります。

ビジネスパーソンのほとんどが運動不足である現代では、運動系脳番地に活躍してもらうことが合格への近道であると心得ましょう。

資格試験合格の主役は運動系脳番地

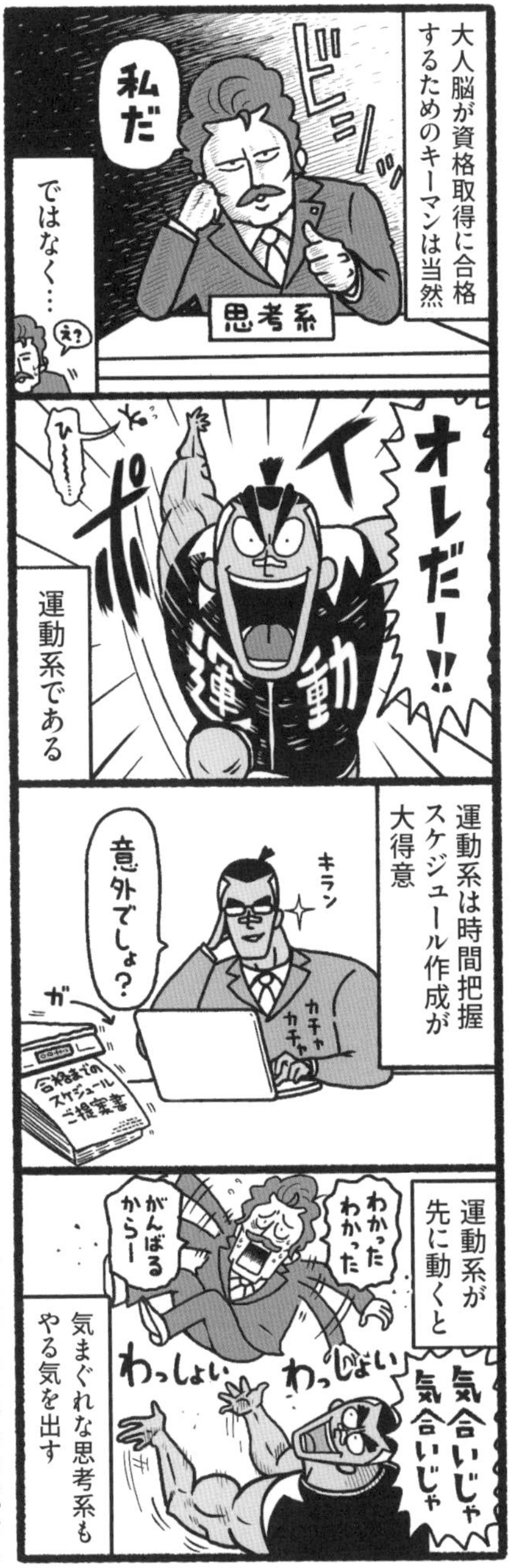

大人脳が資格取得に合格するためのキーマンは当然
私だ
思考系
ではなく…
え?
オレだー!!
ひ〜〜〜…
運動系である
運動系は時間把握スケジュール作成が大得意
キラン
意外でしょ?
ガー
カチャカチャ
合格までのスケジュールご提案書
運動系が先に動くと
わかったわかった
がんばるから〜
気合いじゃ気合いじゃ
わっしょい わっしょい
気まぐれな思考系もやる気を出す

運動系は手足を動かすときだけに働くわけではない。むしろ計画や企画立案などのインテリ業務のほうが得意だったりする。計画を立てることで運動系が活発に働き、その勢いに負けて思考系も動かざるを得なくなる。

具体的なスケジュールの組み立て方としては、まず、試験日が決まっている場合は勉強にどれくらいの時間を使えるのかを把握します。

土日が休みの社会人であれば、「平日の勉強時間×日数＋土日の勉強時間×日数＝総勉強可能時間」を割り出します。

これは一例ですが、平日30分×5日間＝150分、土日60分×2日間＝120分、合計すると1週間で勉強に費やせる時間は270分となります。

資格試験には、テキストを1冊網羅すればいいタイプもあれば、複数のテキストを攻略しなければならないタイプもあるでしょう。

いずれにしても、テキストの内容と自分の現状の理解度・理解するまでのスピードを考慮して、スケジュールを立てていくことがスタート地点になります。

02 飽き性な脳のために100日単位でスケジュールを立てる

スケジュールを立てましょうと言われても、何をどうしていいのやら、途方に暮れてしまう方も少なくないでしょう。

あるいは、だいたいこの辺までに問題集をいくつかやって、1カ月前に合格点に達するようにしておけばいいかな、などと非常にざっくりとした計画を立てる方もいるはずです。

それでうまくいくのならいいのですが、試験日まで半年から1年ほどある場合は特に、試験に向けたモチベーションを維持し続けることが、大変なのではないでしょうか。

実際、ざっくりとしたスケジュールやモチベーションだと、脳は目標に向かって動き出そうとしない特性があります。

モチベーションを維持しつつ、脳が働きやすいようにスケジュールを立てるポイントは、「100日単位」で区切ることです。

子どもでも大人でも、100という数字は具体的にイメージしやすいんです。それはおそらく、小さな頃に1から100までを言えるようにと練習するなどして、100までの数字には脳も馴染みがあるからだと思います。

不思議なもので、これが120になると、20が余計になり、脳へのアクセスにうっすら霧がかかったようにふわふわとして座りが悪くなります。

1年スケジュールは脳には長すぎる

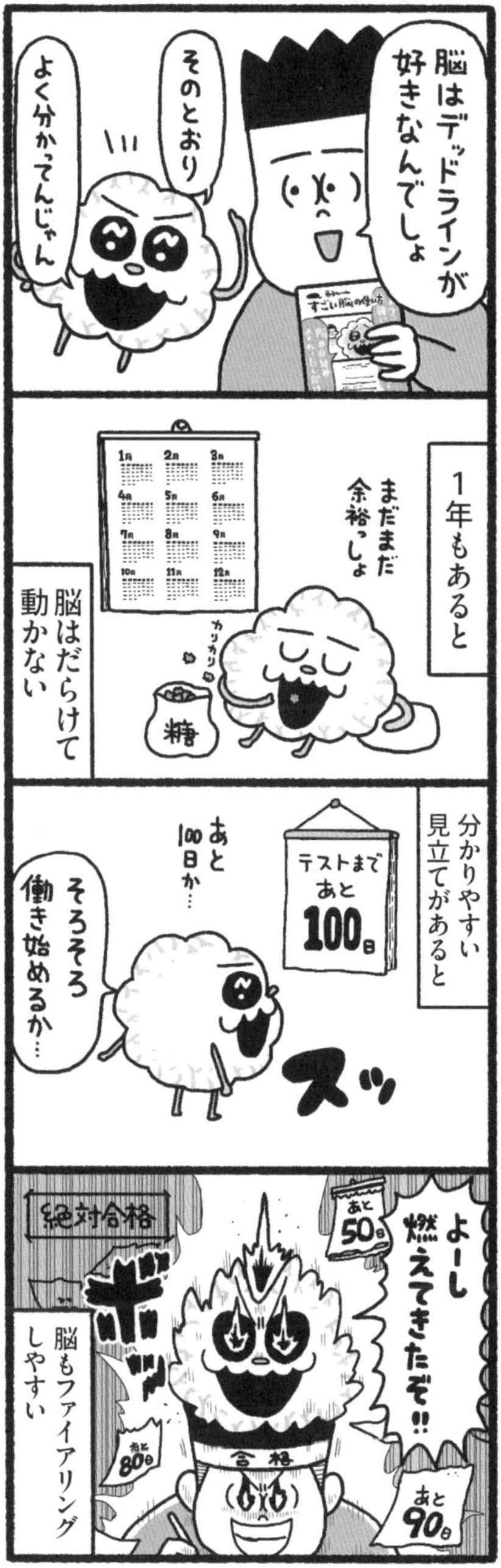
脳はデッドラインが好きなんでしょ
すごい脳の使い方
そのとおり
よく分かってんじゃん
1年もあると
まだまだ余裕っしょ
脳はだらけて動かない
カリカリ
糖
分かりやすい見立てがあると
テストまであと100日
あと100日か…
そろそろ働き始めるか…
スッ
よーし燃えてきたぞ!!
あと50日
絶対合格
脳もファイアリングしやすい
あと80日
合格
あと90日

〝ゴールまであと○日〟のようなデッドラインを設けるとき、365日では長すぎて、脳は働こうとしない。脳が「おっ、やらないとちょっとやばいかも」と感じる日程にあらかじめ区切っておくことが重要だ。

もし、４カ月＝約１２０日の持ち時間がある場合でも、１００日＋20日のように、１００を基準として考えるのがおすすめです。

実際に取り掛かってみるとすぐにわかると思いますが、１００日単位で計画を立てようと考えるので、

「平日20分と週末に60分勉強するとして、だいたい、１週間でテキストの１テーマ分は終わるかな。だとすれば、15テーマあるから15週、つまり１０５日、そうかだいたい１００日でテキスト1冊分が勉強できるのか」

などと、具体的な数字を用いながらスケジュールが組み立てやすくなります。

1章でお伝えした通り、脳は時間軸がはっきりして、可視化されることで動き出すことがわかっていますので、このように細かく把握することが大事なのです。

試験日まで1年の持ち時間がある場合は、65日＋100日＋100日＋100日で考えるようにします。半年であれば、82〜83日＋100日です。

もっとも重要なのは、最後の100日の使い方で、それ以前は、最後の100日を有意義に過ごすための助走期間のようなもの。

ただし、助走期間がうまくいかなければ最後の100日も思ったようにはいかなくなりますので、助走期間だからと気をゆるめていいわけではありません。

この助走期間に、いかに、効率よく学べる脳にしていけるかが、最終的な合否を分けると言っても過言ではないのです。

ここからは、より具体的な説明のために、試験までの持ち時間が1年ある場合を想定して話を進めていきましょう。

03

脱・計画倒れ！年間勉強スケジュールの立て方

「今年は○○の資格取得を目指そう！」

年始や新年度、自分の誕生日などの節目に1年間の目標を立てる人も多いのではないでしょうか。

スタートダッシュは幸先よかったのに、いつの間にか失速。1年後には結局リタイアしていて、また次の1年のタイミングで「今度こそ！」と目標を立てる人も少なくないはず。

1章で紹介した脳の基礎体力がないと1年という長い期間を脳は頑張り続けられません。そうならないために、試験当日までの持ち時間が1年間ある場合の勉強スケジュールを最初に解説していきましょう。

前述した通り、1年365日を「65日+100日+100日+100日」に分けて考えます。大まかな1年の流れは、次の通りです。

① 勉強スタート時に模擬テストを実施。
テストの出題形式と、自分の現在の理解度を把握する。

② 最初の65日は、脳のベースアップに費やす期間。
勉強する内容と脳の親密度を高めていく。

③ 最初の100日で、テキストの全範囲を履修する。

④ 2回目の模擬テストを実施。
次の100日でカテゴリー学習をする。

⑤ 3回目の模擬テストを実施。
最後の100日で合格に必要な点数を確実に取れるようにしていく。

04

「できない」よりも「できる」を強く意識することが脳へのご褒美

①から順に詳しく解説していきましょう。

最初に受けるテストの点数は、一切気にすることはありません。この時点で合格点に達しているならそもそも勉強する必要がありませんし、できないのが当たり前です。

最初にテストを受けるのは、その試験における出題形式を知っておく必要があるためです。

記述が多いのか、選択式なのか、正しいものをすべて選びなさいといういやらしい問題も交じっているのかをまず把握しましょう。

脳はアウトプットを前提として勉強するのが肝心。

勉強をゼロからスタートするからこそ、アウトプットの形式を事前に知って、そこに向かって勉強をしていくのがもっとも効率的です。

1回目の模擬テストが終わったら、問題のカテゴリーごとに、パーソナルスコアをつけていくと、その問題のできる・できないを自分で把握しながら勉強を進めていけます。

パーソナルスコアは、ひと目で判断できるよう、記号でつけていきます。

・どんなパターンで出題されても絶対に間違えない→◎

・ほぼ理解しているが、出題形式によって間違えることがある→○
・理解があいまいで、解答のときに迷う、間違えることがある→△
・ほぼ理解できていない、選択問題で運よく正解することもある→×

最初はできないものが多すぎてスコアをつけることをネガティブに受け止めてしまうかもしれません。しかし、この「できる・できない」感覚が、試験が近づくほどに大事になってくるので、このステップを飛ばさないでください。

人は、「できない」ことが強く印象に残ってしまうために、できないものにばかり目が向きがちです。

しかし、脳ちゃんは、面倒なこと、つまらなそうなことに全く興味を示しません。

もしあなたが初めて難しい国家試験に臨んでいるなら、なおさら、この時点で「できない」ではなく「できた」ことに対して強く意識を向けましょう。

「できた」を脳ちゃんにプレゼントする

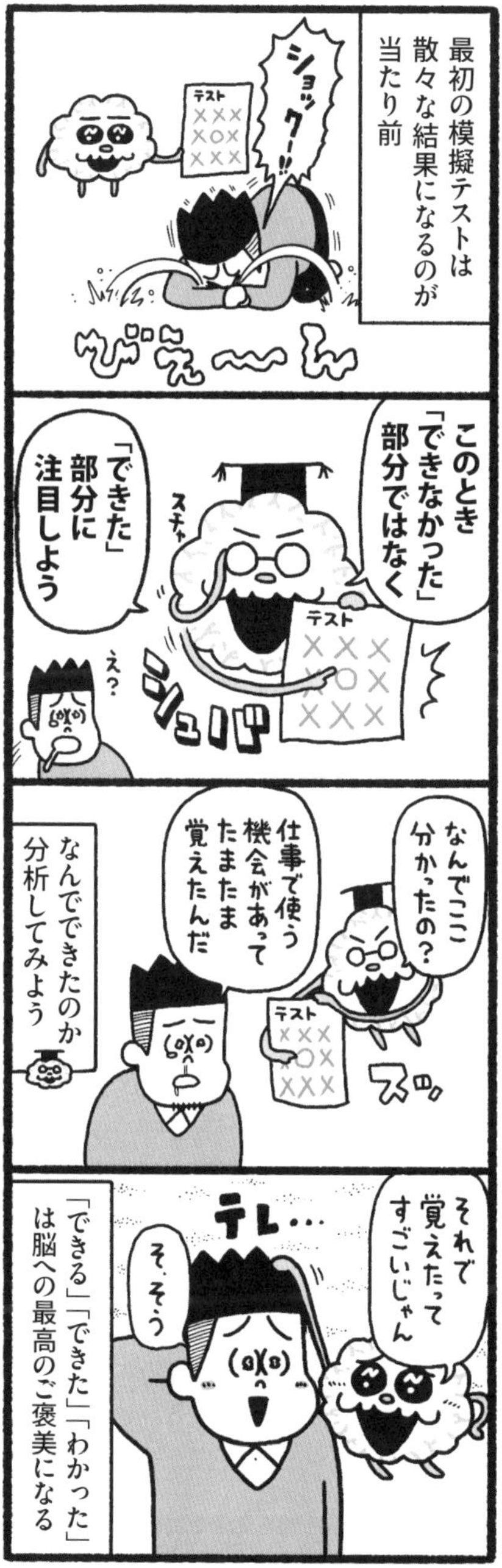
最初の模擬テストは散々な結果になるのが当たり前
ショック―!!
テスト
びえ〜〜ん
このとき「できなかった」部分ではなく
スチャ
「できた」部分に注目しよう
テスト
シュバ
え?
なんでここ分かったの?
仕事で使う機会があってたまたま覚えたんだ
スッ
テスト
なんでできたのか分析してみよう
それで覚えたってすごいじゃん
テレ…
そ、そう
「できる」「できた」「わかった」は脳への最高のご褒美になる

パーソナルスコアを定期的に更新していく意味は、「できた」ことを明確にすることが一番にある。これが、あなたの、そして脳ちゃんのモチベーションを維持するのにも効果的なのだ。

05

最初の65日でまず脳の基礎体力をアップさせる

疲れ果てた脳とイキイキした脳。どちらが効率よく勉強できるかは、考えるまでもなく後者です。

試験を受けるとなると、100日を切った頃から本腰を入れて、30日くらい前から生活の改善に取り組む方が多い印象ですが、はっきり言って、それでは遅いです。というより、それまでに費やした日々がもったいない。

同じ時間、勉強に取り組むのなら、最初からいい脳の状態でスタートしたほうがいいのは、1章でお伝えした通り。

②の最初の65日で私が強くおすすめしたいのは、脳が日中にきちんと働く生活サイクルに少しでも近づけて脳のベースアップを図ること。

そして、これから勉強する内容とわくわくした気持ちで向き合えるように、自分と勉強する内容との親密度を高めておくことの2点です。

脳のベースアップについては、1章でも触れていますし、228ページからの睡眠に関することもしっかり読んで、生活の立て直しをしていきましょう。

親密度については、たとえば、全く別の業界にいた人が宅地建物取引士や中小企業診断士などの資格を取りたいと考えてテキストを開いても、耳慣れない用語がバンバン出てきてやる気を削がれるかもしれません。

前著でもお伝えした通り、テキストは最初パラパラと眺めて、「面白そう」や「見たことある」というような自分のアンテナに引っかかった単語や写真のところから少し読んで興味の幅を広げて、親密度を高めていきましょう。

この親密度が数珠繋ぎになって、テキストに取り組む意欲が湧いてきたら、次の300日前を待たずに勉強をスタートさせて何も問題ありません。自分の好奇心に蓋をしてはもったいないですからね。

知りたいことを知る、わからなかったことがわかる、点と点の知識が繋がって線になる。そのわくわく感こそが、勉強を軌道に乗せるエンジンですから、自ら停止させることのないようにしてください。

③にあたる300日前になったら、いよいよ、本格的に勉強を進めていきましょう。

模擬テストは100日おき、おおよそ3カ月おきに実施することをおすすめします。

模擬テストは出題形式の把握をするのも目的ですが、一番の理由が自分の現状の立ち位置を把握するために使います。

合格ラインと自分の距離がどれくらいあるのかを把握することが脳のエンジ

ンとなります。

1章で説明した通り、株式会社ブレインの社長である思考系脳番地は可視化されたものにファイアリングしやすい特性があります。

模擬テストの結果が、あなたの脳を定期的にファイアリングさせてくれます。

また、人間の長期記憶は、だいたい3カ月程度で埋もれてしまいます。

100日おきにテストを繰り返すことで記憶を更新し、自分が今何を学ぼうとしているのかを見失わないようにしておくことが大切です。

65日の間に少し勉強を進めていた人もいるでしょうから、テストを受けたらパーソナルスコアを更新することも忘れずに行います。

最初の100日では、試験に必要な勉強を1周するのが目標です。

自分の持ち時間とテキストの分量などを重ね合わせながら、この100日で全範囲を履修するための計画を立てましょう。

その際、ポイントとなるのは、200ページの問題集を100日でやるんだから、1日2ページだよねと単純に計算をしないこと。

テキストを進める際はテーマごとに区切って取り組むのが鉄則。

Aについて書かれているのが4ページ、Bは6ページなど、テーマによって割かれたページ数には違いがあるはずです。

テーマの塊ごとに勉強をすると、長期記憶に保管される際のフォルダが作られて、AやBというラベルを貼り付けたわかりやすい状態で保管することができます。

すると記憶を引き出しやすくなり、試験当日、解答用紙に正解を書きつける確率を上げることができます。

前著でもお伝えした通り、最初の100日での勉強は、テキストの頭から取り組む必要はありません。

65日の間に親密度が高まっているはずですから、そこからどんどん興味の幅を広げていくように、自分の好きなところから始めていきましょう。

163ページで紹介している、テキストの目次に勉強した日付を入れておくこともおすすめします。

日付がどんどん増えていくことで勉強の進捗状況が一目瞭然になります。

好きなところから始めるメリットは、その日、勉強に費やせる時間によって、今日はこのテーマに取り組もうと柔軟に決めることが可能なこと。

頭から順番にやっていくと、「次はこのテーマか……。苦手なんだよな」なんて考えた途端にブレーキがかかってしまいますが、好きなところから、その日使える時間に合わせてテーマを選ぶことができれば、途中離脱も回避できるのでおすすめです。

【スタートダッシュを成功させるためのスケジュール】

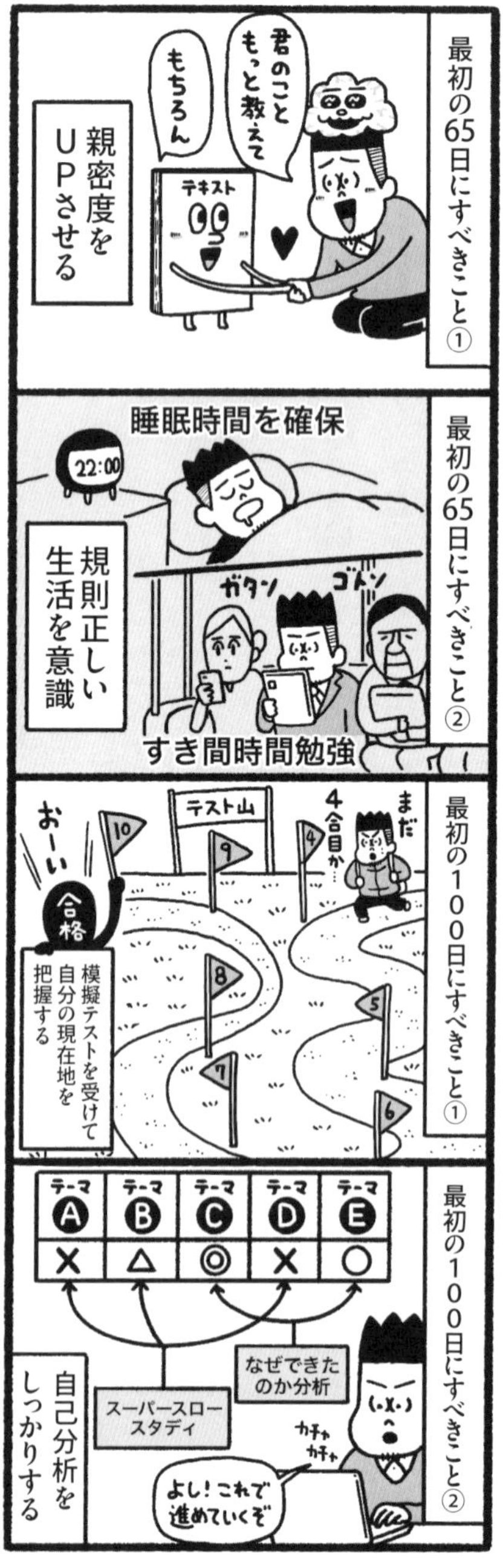

最初の65日にすべきこと①
君のこと もっと教えて
もちろん
テキスト
親密度をUPさせる
最初の65日にすべきこと②
睡眠時間を確保
22:00
規則正しい生活を意識
ゴトン
ガタン
すき間時間勉強
最初の100日にすべきこと①
まだ4合目か…
テスト山
おーい
合格
模擬テストを受けて自分の現在地を把握する
最初の100日にすべきこと②
テーマA テーマB テーマC テーマD テーマE
× △ ◎ × ○
なぜできたのか分析
スーパースロースタディ
カチャカチャ
よし！これで進めていくぞ
自己分析をしっかりする

勉強を始める前に〝いい脳の状態〟に持っていったほうが、結果的にその後学習したことを効率よく吸収できる。この時期に脳の枝ぶりを少しでも成長させておくことで、右肩上がりの成績を作っていけるはずだ。

最初の100日でテキストを1周したら、④に入ります。
ここで再度、模擬テストを実施しましょう。

この段階でしてほしいのは、テーマごとにパーソナルスコアをつけながら、「確実にできる◎」「できる○」「あいまい△」「できない×」をよりクリアに、はっきりさせていくこと。

そのためのステップとして最初にすべきなのが、「なぜできない」の分析ではなく「なぜできたか」の分析です。

「確実にできる◎」「できる○」問題が、「なぜできたのか」を分析しましょう。
「これはもともと知識があった」「最初の100日の勉強でちゃんと理解ができた」「暗記していたから」のように自分なりに分析をする練習を重ねていくと、最終的には「できない」問題がなぜできないのかを自己分析できるようになっていきます。

この100日間の目標は、「できない×」を可能な限りなくし、「あいまい△」にまで昇格させることです（もちろん、「できる◯」にステップアップできたら理想ですが、スモールステップで着実に理解を積み上げていきましょう）。

並行して、「あいまい△」がより「できる◯」「確実にできる◎」になるように意識しながら勉強を進めていきましょう。

「あいまい△」「できない×」問題については、やみくもに取り組むのではなく、「カテゴリー学習」をします。

「カテゴリー学習」とは分野やテーマごとに勉強する内容を区切ること。

ここでは、わかりやすく説明するために英語を勉強している設定で説明します。

「単語」「リスニング」「長文読解」「文法」「ライティング」とカテゴリーが5つあるとします。

模擬テストの結果、あなたは特に「文法」が△や×だと仮定します。

「単語」から「ライティング」まで学習するとしても、カテゴリーごとの理解度やボリュームが異なるので、だいたい1〜2週間を目安に学習時間を振り分けましょう。

5つのカテゴリーを1周したら、△や×から○に昇格するカテゴリーがいくつかあると思います。そうしたら今度は、残ったカテゴリーの中で「リスニングと長文読解はもう少しで完璧になりそうだから、まとめて1週間で取り組もう」「文法はまだ△のままだから、2週間かけて学習しよう」など、今、自分が取り組むべき課題を明確にしながら、あいまいな△が○になるまで繰り返します。

どうしても「できない」、何をやっても苦手意識が払拭できない問題があるときは、152ページで紹介している「スーパースロースタディ」で、時間をかけて理解へと繋げていきましょう。

06 本番で絶対合格するために脳に何度もリハーサルをさせる

ラスト１００日に入ったら、⑤の模擬テストを実施します。

もちろん、テストの後にはパーソナルスコアをつけることも忘れずに行いましょう。

ラスト１００日は、合格に必要な点数を確実にしていくプロセスです。

テストで点数を取れるのは、「確実にできる◎」と「できる◯」の２つです。

これまでの学習で「できない×」がほぼ消滅している前提で話を進めますが、この段階で残っている「あいまい△」を◯か◎にすることで点数の積み上げができ、自らの手で合格を引き寄せることができます。

ここで注意したいのは、楽観的な人ほど、「あいまい△」を「できる○」に入れてしまいがちなことです。

「答えを書くときに、迷いがある」「選択肢で一か八かで答えて正解していた」「理解はしているんだけど、今回はケアレスミスで間違えた」など、きちんと分析して、恐れずに△の判定をしましょう。

合格に向けて点数を確実に取れるようにしていくプロセスでは、冷静な判定こそが強みになります。

「できる○」という判断が甘くなりがちな人は、その問題がどうしてその答えになるのかを自分自身に、あるいは誰かに聞かせるように解説してみてください。そこで澱みなく説明ができれば、それは「できる○」に入れていいでしょう。

説明がぎこちなかったり、言葉に詰まったりするようであれば、それはまだ理解が「あいまい△」ということです。

テスト本番に確実に点数を取るためには、冷静に「あいまい△」を見極めることが本当に重要です。

試験までいよいよラスト7日間。

テスト本番で100%に近い実力を発揮できるようにしていく最終調整のリハーサル期間です。

7日前にも、模擬テストを実施することをおすすめします。

模擬テストで合格点に達していたら、自信を持って当日を迎えられると思います。でも、過信は禁物。

問題の中にはきっとまだ、「できる◯」と「(限りなくできるに近い)あいまい△」が混在しているはずです。

ここで気をつけたいのは、もし本番で「あいまい△」をすべて間違えてしまったら、合格できないケースが出てくるということ。

仮に、この段階でも「できない×」が残っていたとしても、その×が全滅しても他を間違えなければ合格できるのであれば、いったん、×については忘れましょう。

「この×以外はできているんだから、合格できる」と、ポジティブに考えたほうが、テスト本番も含めたこの7日間の脳の働きもよくなります。

反対に、「どうしよう」という不安や焦りはワーキングメモリの働きを悪くして、せっかく勉強したことがテスト本番で使えなくなってしまうかもしれません。

×を気にして時間を割くよりも、あいまいな△を潰していくことに注力する。

そこをブレないようにすることがテスト攻略の秘訣です。

もうこの段階まできたら、×を◯や◎に引き上げるのは至難の業。

それよりは、△を◯にする努力をしたほうが得点に結びつきやすく、効率的です。あいまいを潰していって時間的に余裕があるなら×に取り組むというスタンスで臨みましょう。

テスト7日前ともなると、気も焦ってくるでしょう。

しかし、その焦りは、左脳の感情系の自己感情が安定していなくて、右脳の感情系だけで「あぁ、もう間に合わない！」と判断しているに過ぎないのです。

7日前でいよいよ時間がない、この段階で×があったら落ちるというのは、他者認知の影響を受けているだけなので、安心してくださいね。

パーソナルスコアをつけていれば、×がいくつかあっても◯でしっかり点数を取れば合格できるという事実に目を向けることで気持ちも安定するはずです。

そもそも、テストに感情は必要ありません。

学んだことを正確に解答用紙に書きつける。淡々とそれを行い、合格を手にしていきましょう。

7日前からの学習では、1日1カテゴリーや1教科を目安に総復習をしていきます（もし、カテゴリーが10個になるのなら、10日前から総復習を開始するようにスケジュールを組んでおくといいでしょう）。

最後の7日間でしっかりリハーサルすることで、長期記憶から学習したことを引っ張り出してきて、ワーキングメモリを働かせ、学んだことを長期記憶の取り出しやすい場所に仮置きしていきます。

ここまでに積み重ねた学習内容は、ある程度はわかりやすく整理された形で長期記憶に入っているはずですが、平日仕事をしている社会人は、勉強以外の重要な記憶もどんどん長期記憶に保存されているため、知らず知らずのうちに情報が長期記憶倉庫の奥深くに行ってしまい、いざというときに取り出しにくい状況になりがちです。

これをさらに整理してテスト当日にアクセスしやすい状態にしておくことにとにかく時間を費やしていきましょう。

最後の7日間では、「ここで見た問題が必ずテストに出る」と自己暗示をかけながら、集中して取り組みましょう。

海馬がより働いて、記憶の整理がしやすくなります。

記憶という名のピラミッドがあるとしたら、学習したことは、時間の経過とともに少しずつピラミッドの頂点から下へ下へと移動していきます。

つまり、直近で学んだことがピラミッドの頂点に君臨するわけです。

3日前くらいまでに「絶対にできる◎」の復習は終わらせて、前々日と前日に○に近い△や自信のない△に取り組み、ピラミッドの上位に知識を置くように設定すると、テスト本番でもいい結果を得られやすくなりますし、心理的にも安心してテストに臨めるようになるはずです。

また、テスト前72時間以内に、テスト本番に向けたリハーサルも行っておきたいところです。特に、たくさん勉強しても本番で力を出しきれないというタイプの方は、絶対にリハーサルをしておくべきでしょう。

午前中に制限時間1時間のテストを受けるなら、同じように、午前中に1時間模擬テストを行います。

時間帯を合わせるのが難しければ、テストの制限時間だけを守ってリハーサルをします。

これをすることで、テスト本番でも学んだことを長期記憶からより取り出しやすくなります。

1年間の勉強スケジュール

65日間

脳の基礎体力強化

- 脳の準備運動（睡眠、運動、規則正しい生活）
- 勉強する内容と親密度UP

100日間

- テキスト全範囲を履修
- 自分が面白そうと感じるページから始めよう
- 「できない」より「できる」に注目
- テーマの塊ごとに勉強する「カテゴリー学習」をする

100日間

- パーソナルスコアの「×」「△」が「○」「◎」になるように履修
- 苦手な勉強はスーパースロースタディする

100日間

- 「△」を「○」「◎」にするように履修する

リハーサル強化週間

ラスト7日間

0日 ① 1日 ② 2日 ③ 3日 ④ 4日 ⑤ 5日 ⑥ 6日 ⑦ 7日

- 1日1カテゴリー学習をする
- 限りなく「○」に近い「△」を潰していく
- 長期記憶を整理整頓して、テストに必要な知識を取り出しやすい場所に置く

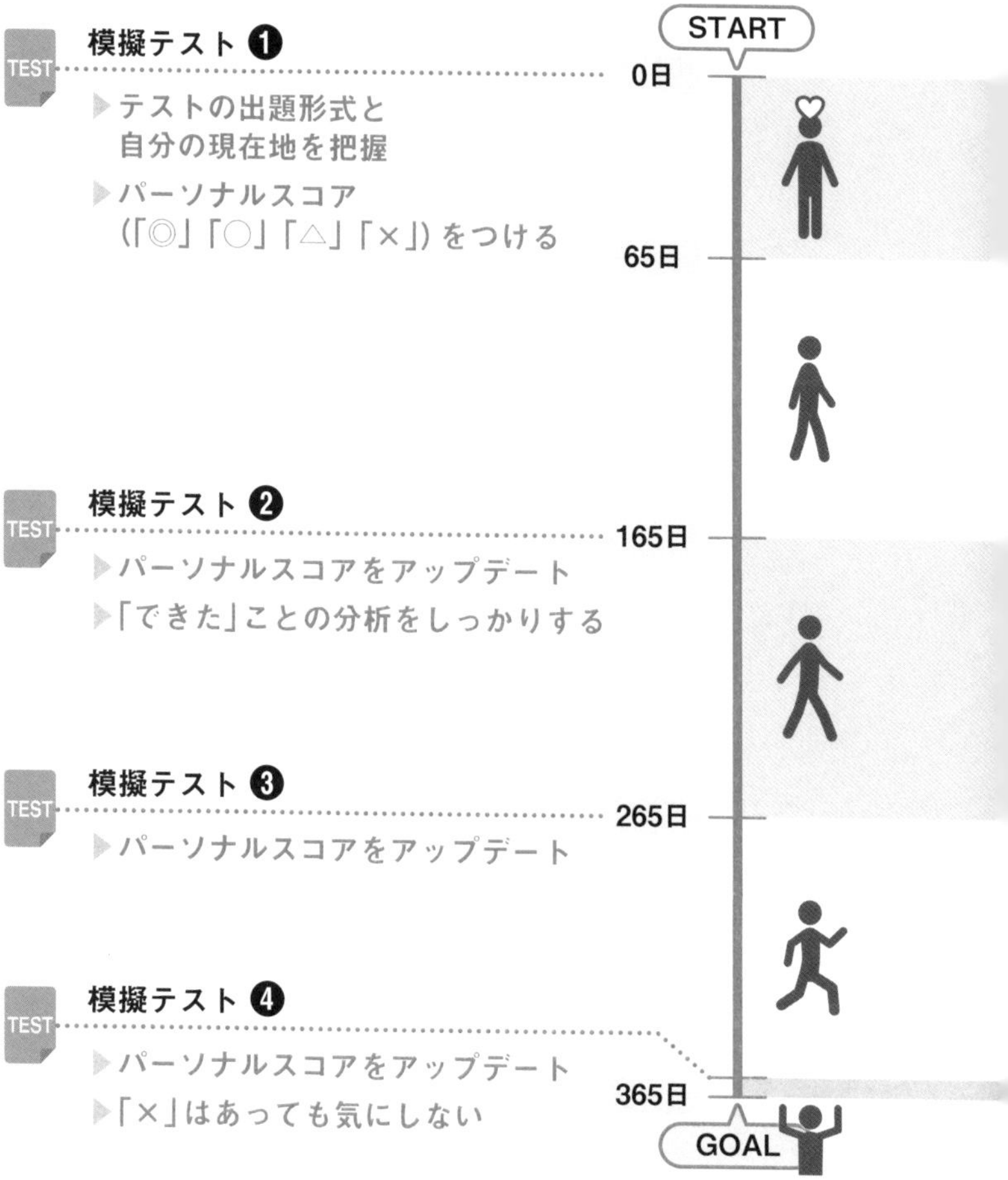
START
TEST
模擬テスト❶
0日
テストの出題形式と自分の現在地を把握
パーソナルスコア（「◎」「○」「△」「×」）をつける
65日
TEST
模擬テスト❷
165日
パーソナルスコアをアップデート
「できた」ことの分析をしっかりする
TEST
模擬テスト❸
265日
パーソナルスコアをアップデート
TEST
模擬テスト❹
パーソナルスコアをアップデート
「×」はあっても気にしない
365日
GOAL

07

持ち時間が約3カ月の場合、30日単位でスケジュールを区切る

「試験本番まで1年なんてない！　あと3カ月しかない！」

忙しい社会人の場合、短いスケジュールで合格を目指さなければならない人も多いでしょう。１００日弱の持ち時間がある場合、どのように勉強をするのがいいかを紹介します。

この場合も、１日も早く睡眠の時間と質の見直しをして、脳のベースアップを図るようにすることは必須。

その上で、30日ずつに区切って計画を立てていきましょう。

よくやってしまいがちなのは、時間がないからこそまんべんなく勉強できるようにと考えて、月曜日はAをやって、火曜日はBをやって、水曜日はCと1週間の中で曜日によって取り組む課題を変えるパターンです。

この方法だと脳の連続性がなくなり、親密度も低く、記憶に定着しにくいため、全くおすすめしません。

翌週に勉強するときには前週のことを忘れている場合が多く、振り返りから始めるため、右肩上がりの勉強法からは遠ざかってしまいます。

日数が少なくなっても、やはり、カテゴリーごとの塊で学習するのが肝心。

カテゴリーごとにフォルダに名前をつけて長期記憶に収納していくのがもっとも効率的なやり方です。

試験に関するテキストにはいくつのカテゴリーがあるのかを把握しましょう。

語学の試験なら「リーディング」「ライティング」など大きなカテゴリーがあるはずですから、そういったものでカテゴリーを分けていきます。

必要なカテゴリーを書き出して自分だけの目次を作れば、よりカテゴリー学習への意識も高められるのでおすすめです。

最初の30日と次の30日、合わせて60日の期間で全カテゴリーを履修するには、1つにつき最大何日使えるのかをまずは割り出し、カテゴリーごとに学習を進めていきます。

30日前になったら、模擬テストを受けましょう。

これで自分の理解度が視覚化されて、何をすべきかが明確になります。

残り30日間は、あいまいな△を減らし、◯と◎を増やしていきます。

試験7日前の過ごし方は持ち時間が1年あるケースと同じですので、210ページを参考にしてください。

30日のスケジュール

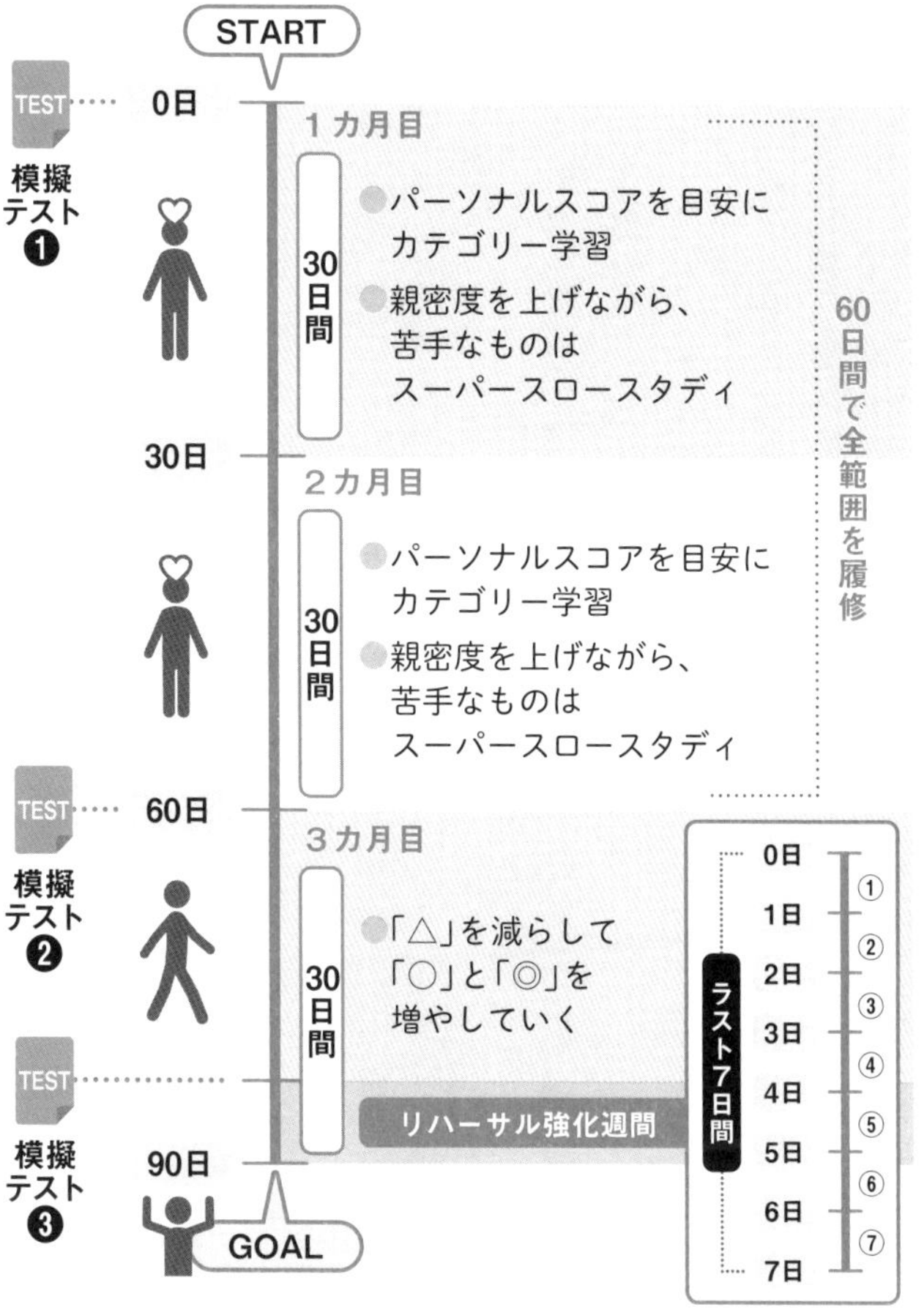
START
TEST
0日
模擬テスト❶
1カ月目
30日間
パーソナルスコアを目安にカテゴリー学習
親密度を上げながら、苦手なものはスーパースロースタディ
60日間で全範囲を履修
30日
2カ月目
30日間
パーソナルスコアを目安にカテゴリー学習
親密度を上げながら、苦手なものはスーパースロースタディ
TEST
60日
模擬テスト❷
3カ月目
30日間
「△」を減らして「○」と「◎」を増やしていく
TEST
リハーサル強化週間
模擬テスト❸
90日
GOAL
ラスト7日間
0日
1日
2日
3日
4日
5日
6日
7日
①
②
③
④
⑤
⑥
⑦

08

わからない問題のまわりに潜むたくさんのゴキブリが合格への鍵

△や×を潰していくときに、効率よく◎に昇格させていくポイントは、「ゴキブリの法則」です。

ゴキブリは1匹見つけたら他にも100匹はいると言われますが、間違った問題の周辺には複数の△や×が潜んでいます。

ゴキブリを1匹ずつ確実に駆除していくように、間違った問題に関連するあいまいな問題も1つずつ退治していきましょう。

方法としては、テキストや過去問から、間違った問題のみをピックアップして、横断的に問題を解いていきます。

そうすることで、自分が何を苦手としているかが浮き彫りになります。

たとえば、通常の選択問題なら答えられるのに、「この中から正しいものをすべて選びなさい」となると、正答率50％になってしまうという場合は、それが自分の弱点だと把握できます。

弱点を見つけたら、どうして自分がその問題を苦手とするのか、分析してみましょう。

まだ理解が足りていないから問題形式が変わると答えられなくなるのか、それともその問題形式自体が苦手なのか、理由があるはずです。

自分が苦手とする問題形式だけを抽出して潰していくようにすれば、1匹の裏に隠れたゴキブリも退治することができます。

1個のバツはたくさんのヒントを与えてくれます。
バツを見たら宝探しのように他のゴキブリを探してみましょう。

09

事前に計画表にご褒美タイムを設けて脳ちゃんのモチベーションを維持する

あれもこれも我慢して、勉強一筋で頑張ってきたことを美談のように語る向きもありますが、脳からしたらそれはナンセンスです。

私自身、高校生時代に勉強だけに取り組みたいからと友人関係を築くこともせず、遊びにも行かず、ひたすら勉強に打ち込んでいました。その結果、医学部受験は浪人。勉強一筋の無意味さは、私自身が身をもって体験したことでもあるのです。

勉強を効率よく進めるためには、脳をリフレッシュさせることも必要です。

我慢、我慢ばかりでストレスを溜めることは、脳にはプラスに働きません。

特に、1年や3カ月の長期間のスケジュールでは、モチベーションを保ちながらこなしていくのはとても大変なこと。ときにはご褒美も必要です。楽しみに向かって勉強を頑張ろうという精神的支柱になるので、100日計画の50日目や100日目などに、自分の好きな予定をご褒美として入れておくことは大切です。

ご褒美があまりにも多すぎてはご褒美の意味をなさなくなりますが、自分にとっての区切りとしてのご褒美は大いに設定しておきましょう。

脳は勉強以外の色んな体験をすることで刺激を受け、8つの脳番地がバランスよく働いてくれるようになります。

息抜きはあなた以上に脳のためになりますし、ご褒美は、再び頑張ろうとふんどしを締め直すような効果があります。

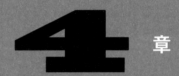

4章

脳の
基礎体力を
上げ続ける
すごい習慣術

基礎体力のなかった僕の脳では、1年かける目標が達成しにくかったわけか。

そういうこと。

でも、脳のために朝に勉強しろっていうけどさ、僕、学生時代からずっと夜型人間なんだよね〜。

それって、自称夜型なだけだから。本当に夜に脳のパフォーマンスが絶好調とは限らないよ。勉強にかけた時間分のリターンをもらえていない可能性がある。

え!? 損しているってこと?

脳の基礎体力をきちんとつけた状態で朝から勉強してみるといいよ。
もしかしたら朝型タイプの可能性もあるよ。

そうなの!?!?

01

〝自称夜型〟は危険! 費やした時間分のリターンを得る方法

試験合格のために1年前から準備する人も、3カ月前から準備する人も、最初に取り組むべきことは一緒です。

睡眠を見直し、脳が活性化しやすいベースを整えることです。

昼間の脳トレが脳番地全体を活性化させることだとすれば、夜の脳トレはしっかり眠ること。

もっとすごい脳にしていくためには、24時間を使いこなさなければなりません。

誤解を恐れずに言えば、睡眠をおろそかにすると、頭は悪くなってしまいます。

眠っている間に日中インプットしたことの整理を行い、脳をしっかりと休ませることでエネルギーをプールし、それが日中のクリアな脳をもたらします。

ちゃんと眠っていないと、学習してインプットしたことが記憶に定着されにくく、勉強に費やした時間に対するリターンが得られません。

エネルギーのプールも少ないまま勉強しても集中力や理解力が上がらず、やはり、思うようには賢くなりません。

すなわち、夜型は長期的に損をしていることになります。

よく、「夕方から頭が冴えてくる」「自分は夜型だ」と話す人を見かけますが、多くの場合、それは錯覚です。

日中の脳の活性度が低いので、少しよく働くようになると、「頭が冴えてきた」と感じるのですが、朝からしっかり脳のパフォーマンスを上げられる人と比べたら、そのピークの高さは雲泥の差です。

質のいい睡眠を取ると日中に眠気を感じず、脳の活性度のピークが高いまま仕事を継続できます。

脳の活動量の面積で言ったら、パフォーマンスのいい人と夜型だと自負している人では、2〜3倍の差がつくのではないでしょうか。

しっかり睡眠が取れていると、日中の眠気に悩まされることがありません。眠気という不快感は、思考系脳番地の70%くらいを使ってしまうと説明した通り、眠気がなくなるだけで脳番地の社長のパフォーマンスは格段に上がり、脳全体がしっかり働くようになるのです。

【パフォーマンスの高い脳と低い脳】

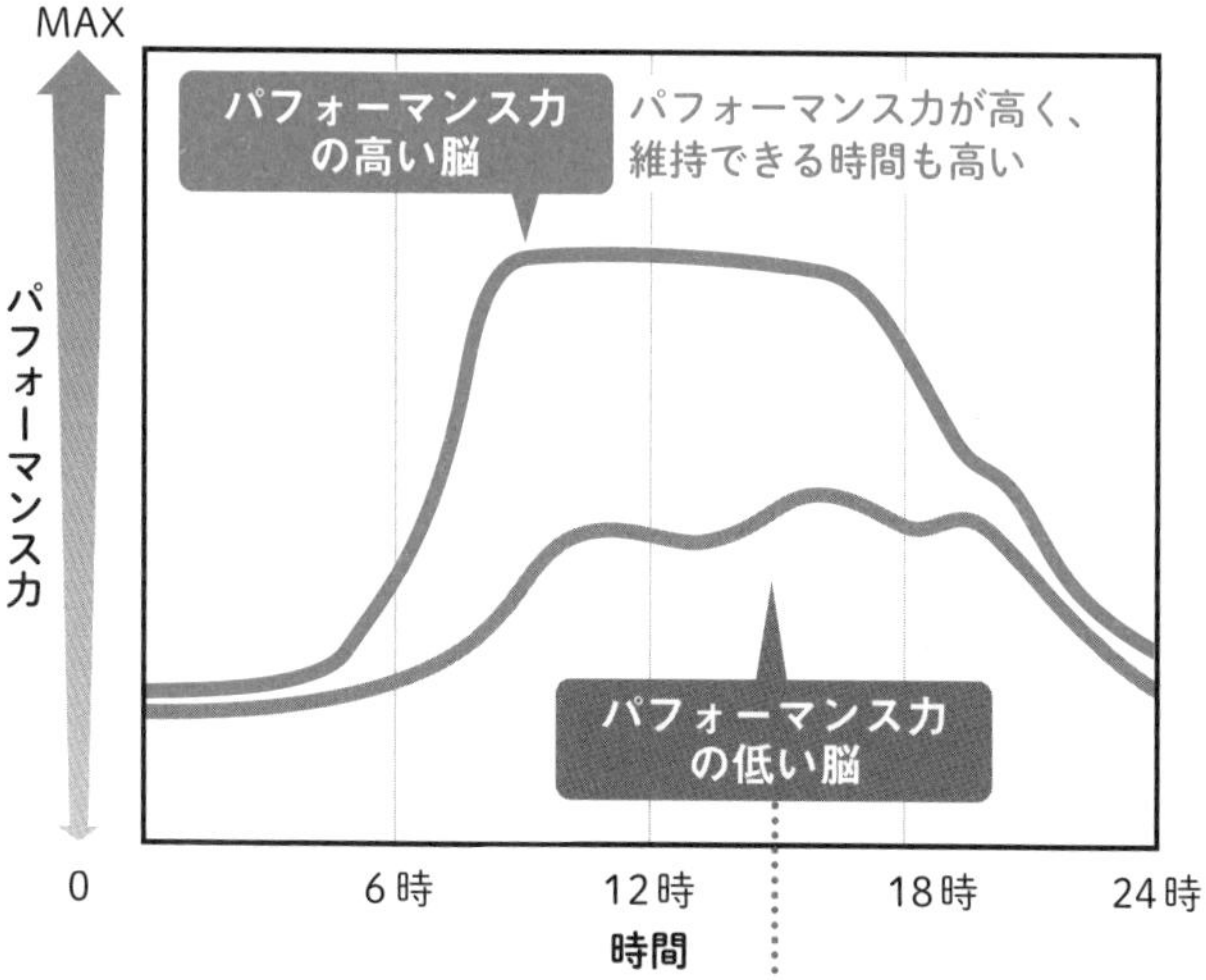

夕方〜夜にかけてパフォーマンス力が高いと思い込みがちだが、実はパフォーマンス力が高い脳に比べて、MAXのパフォーマンス力も低く、集中力も不安定になり、集中を維持できる時間も短くなっている。

自称夜型の人も睡眠時間の見直しをして、生活習慣を一度朝型にしてみよう。もしかしたら朝型脳のほうがパフォーマンスが高い時間が長いため、勉強や仕事がはかどるかもしれない。

02

脳番地の社長である思考系は睡眠でしか休めない

前述した通り、株式会社ブレインの社長である思考系脳番地のパフォーマンスは、睡眠の質にものすごく左右されます。

これは考えるまでもなく当たり前のことで、「あぁ、寝ても疲れが抜けないな」「しっかり寝たつもりだけど、朝は頭が働かないな」という状況では、深い思考をするのは難しく、社長の指示が行き届かないために、株式会社ブレインの社員たちもタラタラと働くことになります。

思考系がもっとも休めるのが、ディープスリーピングと言われる全睡眠の前半で入眠から4〜5時間までの間に起こりやすいノンレム睡眠のとき。

しっかり質のいい深睡眠を取って、社長を休ませてあげることが大切です。

夜になって、人の話を聞くのを億劫に感じたり、仕事のことを考えても堂々巡りになってしまったりと、脳の働きが落ちているなと感じてきたら、それは、社長の思考系からの「もう、眠りたいよ」というサイン。

サインを受け取ったら、あなたが思考系をしっかり休ませてあげないといけません。夕方6時以降このサインに気づく能力を高めていきましょう。日中の脳の活性度のピークが高い人ほど気づきやすくなります。

夜になったら難しい課題に取り組むのは諦めて、さっさと眠ることが得策。そのほうが、結果的に翌日の日中の脳のパフォーマンスを上げることに繋がり、やるべきタスクをテキパキとこなせます。

03

日中にしっかり体を動かさなければ寝ても脳はしっかり休めていない

年齢を重ねると、入眠のしにくさ、中途覚醒、寝ても疲れが取れないなど、睡眠に関する悩みが増えてきます。

また、眠れなくなるのは加齢のせいだと疑わない人もいることでしょう。

しかし、私自身は60歳を超えてから、2年半かけて平均睡眠時間を約6時間から8時間半までのばしてきました。

以前は中途覚醒することもあったのですが、寝る時間と起きる時間をほぼ一定にしたり、夜8時からはダウンライトにして、スマホを触ることもやめるなど、睡眠でよく言われる基本に忠実に過ごすだけでなく明確な時間設定をすることで、睡眠の質の向上、睡眠時間の確保ができるようになりました。

朝は、1時間程度のウォーキングを習慣にしているので、運動系脳番地がしっかりと働いて、脳全体を活性化させていることも睡眠にいい影響をもたらしていると思います。

ウィスコンシン大学精神科のフーバーらが2006年に行った研究では、日中、被験者の片方の手を動かない状態にして、睡眠時の脳を計測したところ、使わなかった手を動かしている脳の部位では深い睡眠がほぼ得られなかったという結果が出ています。

つまり、日中の脳の使い方が、睡眠にも影響を与えているのです。

しっかり眠ることで日中のパフォーマンスが上がり、日中を活動的に過ごすことで夜もまたよく眠れる。このサイクルに持っていければ、人生は最強です。

現在の研究では18～65歳は8時間眠るのがよいとされています。

今の睡眠時間が7時間以下の方は、まず、2週間限定という心持ちでいいので、7時間半眠ることを続けてみてください。日中の脳の働きや疲れの取れ方に変化を感じられれば、睡眠に対する気持ちが変わってくると思います。

睡眠時間を増やすためには、日中の活動内容を変える必要が出てくると思いますが、よく眠ることで日中のパフォーマンスが向上すれば、仕事の処理スピードも上がり、無理なく生活スタイルを変えていけます。

成功している多くの超多忙な人たちは、脳のために十分な睡眠時間を確保するための努力をしています。頑張って夜中まで仕事をする努力がストレスを生み、考える力を奪っていくのです。夜中に頑張り続けたあなたにもきっとできるはずです。

04 週1のジムよりも日々の座っている時間を減らす

便利な世の中で暮らす私たちは、意識して動かないと途端に運動不足になってしまいます。特に、社会人は座っている時間が長いのが問題です。

WHOの「身体活動および座位行動に関するガイドライン」では、「座りすぎで不健康になる」とはっきり明記されています。

同時に、「身体活動を増やし、座位行動を減らすことにより、すべての人が健康効果を得られる」とも書かれています。

京都府立医科大学の研究グループが、6万人を超える日本人を対象に7・7

年間追跡したデータでも、日中の座位時間が2時間増えるごとに、死亡リスクが15%増えることが確認されています。

また、余暇の身体活動量を増やしても、日中の座位時間の長さと死亡の関連を完全に抑制するには至らないことが明らかになった、と報告しています。

つまり、週1回のジム通い、週末のテニスやフットサルだけでは、運動不足は解消されないのです。

運動は脳全体を活性化させるトリガーですから、日頃から歩くなどして活動量を増やすことが大事ですし、同時に、座っている時間をいかに減らせるかについても考えてみるといいでしょう。

座りっぱなしはお尻や太ももなど大きな筋肉の動きが減って血液循環が悪くなるので、やはり、小刻み学習の要領で20分に1回は立ち上がるなどの工夫が必要です。

05

じゃんけん、トランプ、将棋、オセロ、ゲームでわざと負けてみよう

思考系・運動系脳番地を活性化させる方法の1つとしておすすめなのが、わざと負けるようにゲームをすることです。

一人でできる一番手軽な方法は、「一人後出しじゃんけん」でわざと負けるようにすると、より強いファイアリングを起こせます。

右手でグーを出したら、1拍遅れて左手でチョキ、そのまま続けて右手でパーを出したら左手でグー。

これをリズムよく、じゃんけんぽん・ぽん、ぽん・ぽん、と続けてみましょう。脳の柔軟性と機動性の向上が期待できます。

家族や友人といるときは、トランプでもオセロでも将棋でも、自分が負けるにはどのようにゲームを組み立てていけばいいかを考えながら、ゲームを進めていきましょう。

じゃんけんよりもより複雑で、思考系脳番地の強化にはうってつけです。

わざと負けるには、次の手がこうで、相手がこうしてきたらといった見立てが必要になります。この見立ては運動系脳番地の運動企画が働くので、脳の活性化になります。

人と会話をするときにも、それを聞いて次に自分がどう動くかを見立てながら聞くようにすると、思考系・運動系脳番地のトレーニングになりますよ。

「負けを組み立てることがすごい刺激になる」

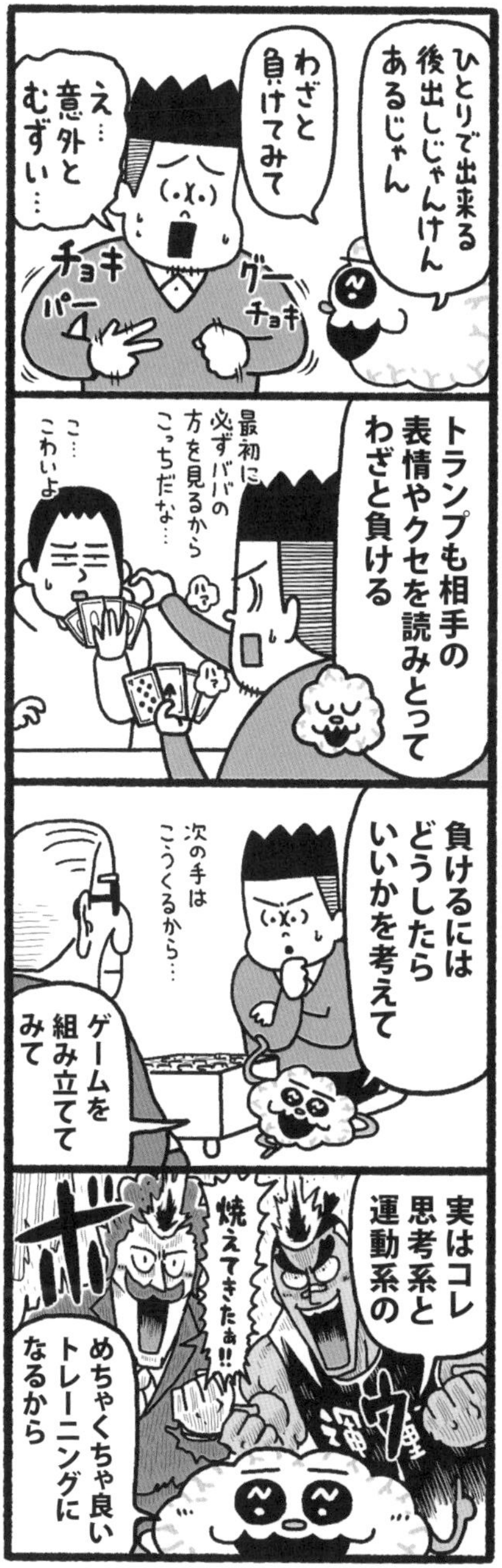

ひとりで出来る後出しじゃんけんあるじゃん
わざと負けてみて
え…意外とむずい…
チョキ
パー
グー
チョキ
トランプも相手の表情やクセを読みとってわざと負ける
最初に必ずババの方を見るからこっちだな…
こ…こわいよ
負けるにはどうしたらいいかを考えて
次の手はこうくるから…
ゲームを組み立ててみて
実はコレ思考系と運動系の
焼えてきたぁ!!
めちゃくちゃ良いトレーニングになるから

わざと負けるためにゲームを組み立てることは、思考系と運動系脳番地を刺激するトレーニングになる。前述したようにこの2つの脳番地をしっかり働かせることがもっとすごい脳になるためには欠かせない。

06

8つの脳番地をフルで働かせる最強の脳トレ

私は男性に対して「50歳からの脳の女性化」を提案しています。女性は男性よりも家事に従事していることから運動系脳番地がよく働き、高い好奇心を持っている人が多いです。

中でも毎日行える脳トレとして、料理がおすすめです。料理は脳番地をフルに働かせる最強の家事です。

包丁で切ったり、菜箸を使って炒めたりするのは運動系脳番地の働きですが、同時に、これを切ったら次はあれを焼いてと料理の手順を考えることで計画を立てるときに働く運動企画も働きます。

食材の鮮度や焼き加減などは視覚系、焼ける音の変化などは聴覚系が脳に情報をインプットします。献立を考えたり調味料を入れるタイミングを考えるときに理解系が働き、同時進行で料理したり洗い物をしたりするのには思考系、手順や火加減などは記憶系が過去の記憶を引っ張り出してきて行っています。「できた！」という達成感が感情系を、「この料理、喜んでくれるかな」と誰かを思うと伝達系が働きます。

しかし、毎日やっていることは脳のマンネリ化が起きやすく、ファイアリングの強度も弱くなってしまいます。

なので、すでに料理を毎日やっているという人は、料理にプラスして歌を歌うことをおすすめします。

料理というマルチタスクの中に、もう1つ課題を上乗せすると、脳に新しい刺激を送ることができますし、歌いながらだと気分も上がり、ますます脳が活性化することでしょう。

07

スマホ脳・ゲーム脳でズレてしまった時間軸を軌道修正

寝ても覚めても、電車の移動中も、なんなら湯船に浸かっているときも、隙あらばスマホ、SNS、ゲーム。

思い当たる節のある人の中には、依存気味の自分を変えていきたいと思っている人もいることでしょう。

四六時中スマホやゲームをいじっている人は「スマホやゲームが最優先」という契約を海馬と結んでいる状態です。

スマホこそ最優先事項という強い契約を海馬と結んでしまったがために、本来、やらなければならない勉強のための時間をスマホやゲームに費やしてしまっているのです。

自分のために勉強する時間を優先させたい、そう考えている場合には、「スマホやゲームより、勉強が大事」という新しい契約を海馬と結び直さなければなりません。

本気で勉強に挑むなら、まずは明日の朝の使い方を変えましょう。

睡眠で自動的にファイアリングがオフされて、朝にはまた新しくファイアリングが始まります。

朝の行動を変えることで、海馬とも新しい契約が結びやすくなります。

なので、スマホを見るのは最小限に、朝食を食べながらのスマホいじりもやめましょう。ゲームも朝はしないと決めたほうが再契約を早く結べるというわけです。

気づいたらスマホを触っている人は、特定の脳番地ばかりを働かせ続けている上に脳の休まる暇がなく、寝る直前までスマホを手放せないことなどから、脳の時間軸がズレてしまっているため、スケジュール通りに物事を進められない人が多いです。

時間軸をリセットするためには、スマホやゲームの代わりに、「朝、テーマとなる課題に取り組む」（167ページ）、「朝、1日のスケジュールを立てる」（248ページ）など、朝からの時間の使い方を変えていくと、なりたい脳へとより早く育てることができるでしょう。

たった1日でも、いつもと違う朝を過ごすことで、ちょっとした気づきが得られるはずです。

1日目の朝の使い方を変えることができたら、次は7日間、それを続けてみましょう。

それができたら、もう1週間、さらにもう1週間と時間を積み重ねていきます。

海馬は決まった時間に決まったことをすると、それが重要なことだと判断し、新しい契約書にサインしてくれます。

7日目↓14日目↓21日目↓28日目と経った頃には、海馬と新契約を結んだという手応えを感じられていることでしょう。

08

朝に今日の未来日記を書いて、夜に答え合わせをしよう

脳は、時間軸が明確なほうが働きやすくなります。

時間を意識することで海馬が活発に働いて、記憶系脳番地の働きをよくしていけます。

何かをするたびに、「あぁ、面倒だなぁ、何時になったらやろうかなぁ」とうだうだしている時間は、はっきり言って、脳のエネルギーの無駄遣い。

余計なことで脳を疲れさせている場合ではありません。

脳の時間軸をリセットする方法として、おすすめなのが日記です。

私がおすすめする日記の書き方は、朝に1日の未来日記をつけること。

その日の就寝時刻を朝のうちに決めて、そこから逆算する形で1日のスケジュールを日記に書き込みます。

仕事が19時には終わりそうなら、夕食は外食か自炊か、自炊するならどこのスーパーに寄って帰ろうか、寝る時間を23時としたらお風呂は何時までに入っておこう。

そんなふうに自分の1日を想像しながらスケジュールを書き込みます。

もちろん、ここで10分勉強の時間が取れそうだ、という隙間時間もチェックしておくといいでしょう。

そうして就寝前にこの日記を見返します。

未来日記を書いた横に、実際の1日の行動を書き込んでいきます。

すると、1日の中での理想と現実が明確になります。
「昼食後に10分ウォーキングをするつもりだったのに、なかなか腰が上がらなかったな」「どうして歩き出す気持ちにならなかったんだろう」などと自問自答していくことで、自分を動かす鍵が見つけられるでしょう。

脳は可視化されたことに敏感に反応します。

この日記を続けることで自分自身をしっかり内省できるようになるのと同時に、どんどん時間の使い方がうまくなっていくはずです。

この未来日記はスマホやゲームに費やしていた時間を有意義な時間へと変えていくことにも役立ちます。
朝と夜、自分の意識下にすべきことをインプットすることで連続性が保たれ、夢の実現がしやすくなるのです。

09

試験本番前に集中力と注意力をアップさせる「脳スイッチ呼吸法」

どこでも一瞬にして脳スイッチをオンオフできる方法としておすすめなのが、呼吸法です。

本来は、仕事が終わってから勉強を始める間に立ち上がるなどしてブレイクを入れたいところですが、時間がタイトでそれすらままならないときには、ぜひ、座ったままでもできる呼吸法を試してみてください。

ゆっくりと深呼吸をすることで、酸素不足に陥っている酷使した脳番地に新鮮な血液を送って酸素を供給できるので、脳がリフレッシュします。

普段、私たちの呼吸は、5秒に1回のペースで行われています。

脳内での酸素交換はおよそ10秒に1回と、呼吸の倍のペースで行われています。

「脳スイッチ呼吸法」では、この脳の酸素交換のペースに合わせて、呼吸をしていきます。

体の力を抜いて目を瞑り、鼻から5秒かけて息を吸い、口から10秒かけて息を吐きます。吸って吐いてで15秒の呼吸を何度か繰り返します。

この呼吸法は脳のコンディションを整えるのに最適です。朝・昼・夜に3〜5分間続けることを習慣にすることをおすすめします。

また、試験本番時の脳にこの呼吸法をすることで集中力と注意力をアップさせられるので、ケアレスミス対策にも効果的です。

【脳スイッチ呼吸法】

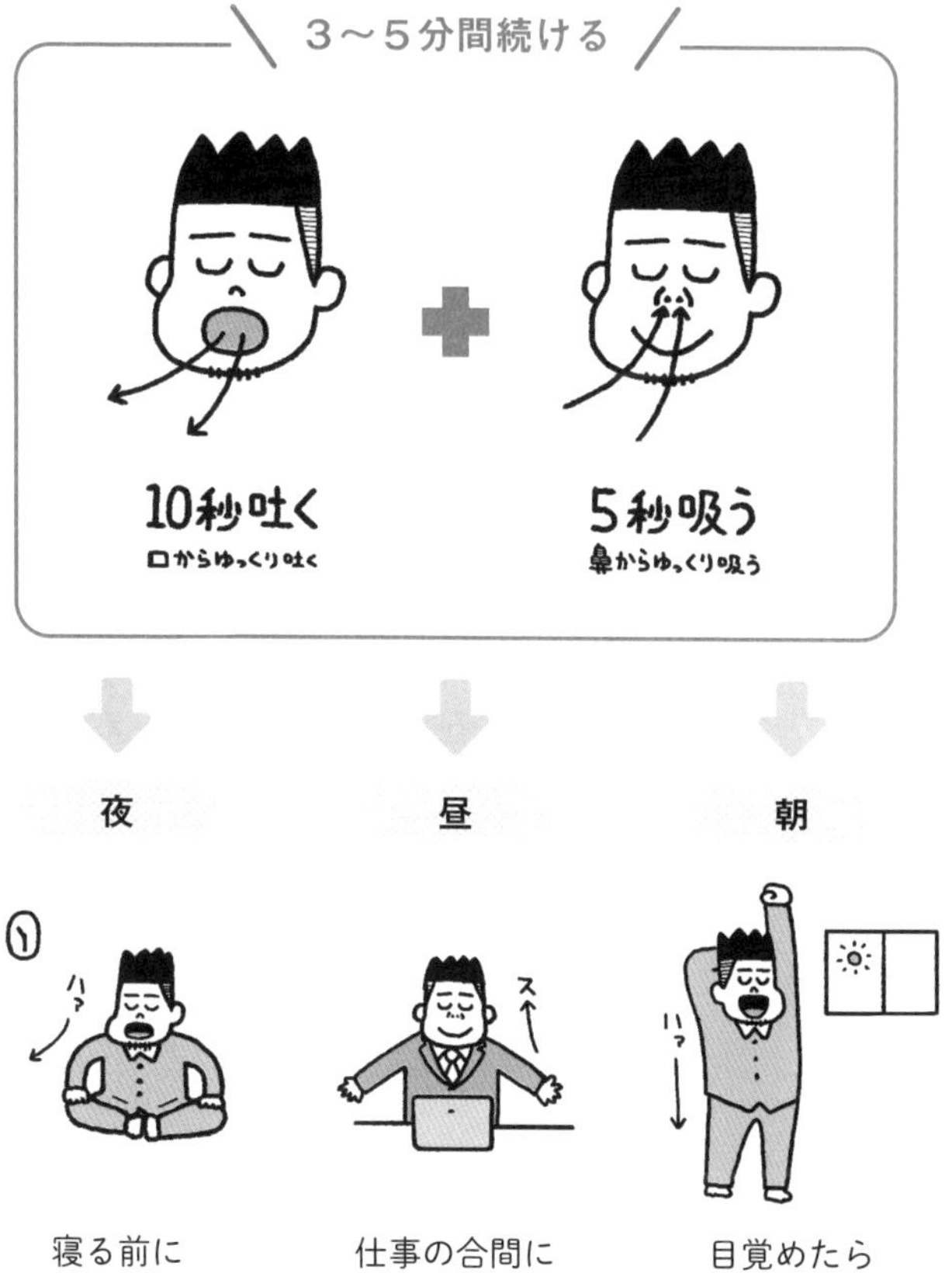
3〜5分間続ける
10秒吐く
口からゆっくり吐く
5秒吸う
鼻からゆっくり吸う
夜
昼
朝
ハァ
スー
ハァ
寝る前に
仕事の合間に
目覚めたら

10

聴覚系が強い人は他力学習、視覚系が強い人は独学向き

耳から入った情報のほうが記憶に残りやすい人、文字を書いたり文章を読んだりする目から入った情報のほうが記憶に入りやすい人がいます。

稀に両方強いという人はいますが、たいていの場合、聴覚系タイプか視覚系タイプに分かれます。

あなたが聴覚系か視覚系かを判断する方法は前著で紹介した通り。

聴覚系か視覚系かで、エピソード記憶として残りやすい方法が違うので、おすすめする勉強方法も異なります。

聴覚系タイプの方は、他力学習向きです。

あなた自身ではなく、他の人の「音」による刺激で強いファイアリングが起きやすいタイプです。

オンラインでもオフラインでも授業を受けて、耳から情報をキャッチするのが効率的な勉強法。オーディオブックなどを活用するのもいいでしょう。

聴覚系は、授業中に質問タイムがあれば、積極的に質問をしましょう。

「質問をしよう」と思いながら授業を受けると、聴覚系の注意力がアップし、強いファイアリングが起こりやすくなります。

何について質問しようかと考えることで、伝達系もファイアリングするので、中期反応、長期反応の強い刺激で持続することができます。

また、他の誰かの質問に対する回答を聞いているよりも、自分の伝達系を動かし、自分自身で聞いたことのほうが長期記憶には残りやすいです。

視覚系タイプの方は、独学向きです。

誰かと一緒というよりは、自分自身で自家発電（ファイアリング）するのが向いているタイプです。

テキストなどを用いた勉強法が適しています。

同じ視覚系の中でも文字で書かれたもの（言語系）に強いのか、写真や絵などの情報（画像系）をより多く吸収しやすいのかなどタイプが分かれるので、テキストを購入する際は、実際に手に取って自分がわかりやすいと感じるものを準備するようにしましょう。

また、視覚系タイプの方は、視覚情報を入手しやすいがために、デスク周りに色々なものが置いてあるとそれで気が散ってしまいます。

勉強に取り掛かる前に視界に入るものを片付けましょう。

そのちょっとした心がけでインプットの効率が格段に上がります。

11 街で見かけた看板を逆さ言葉にする

街中で気軽にできる脳トレが、「逆さ言葉遊び」です。

たとえば、街で「純喫茶」という看板を見かけたら、逆さ言葉にしてみましょう。

逆さ言葉にするためには、脳内で「じゅんきっさ」という文字をイメージして、逆さから読んでいく必要があります。このとき、脳内では短期的な情報処理のためにワーキングメモリが働くのでその強化にも繋がりますし、言葉をアウトプットしようとすることで伝達系脳番地の活性化にもなるのです。

3〜4文字の短い言葉から始めて、徐々に文字数を増やしていきましょう。

12

中年になればなるほど、痛みを取り除く努力をする

中年以降は、肩こり、首こり、腰痛、関節痛など、体に痛みや不調があるのがデフォルトという人が増えてきますよね。

脳の専門家としては、体の痛みを年のせいだからしょうがないとせずに、脳のために痛みを取り除く努力をおすすめします。

前述した通り、「痛いなぁ」という不快感は思考系脳番地の70％以上を支配して、考える力を奪っていきます。

痛みや慢性疲労が蓄積している人の脳では、考えられない→計画が立てられ

ない→やる気が出ない→夢や希望を抱けない→未来を楽しく創造できない、というような負のループに陥りやすくなっています。

放置することで脳も老化への道をまっしぐらに突き進んでしまうことに……。

大変なことではありますが、中年以降は右肩上がりの脳を作るためにも、認知症予防のためにも、自分の体に時間を割いて、積極的にケアすることが必須です。それが、人生を好転させるきっかけになります。

私自身も、60代を超えてから、広背筋が弱くなったのか、背中に痛みが出やすく、定期的に整骨院に通っています。

整体後、痛みが緩和されると脳がクリアになるのを実感しています。

効果的なストレッチ法も教えてもらい、お風呂上がりに実践中です。

運動系も動かすことに繋がり、一石二鳥ですよ。

13

死ぬまで右肩上がりの脳を作る「耳トレキャッチボール」

ここまで、脳を活性化させて「もっとすごい脳」になるための方法をお伝えしてきましたが、中年期にこれらを実践することは、当然ながら、認知症を遠ざけることにも繋がります。

脳の活性化とは、すなわち、8つの脳番地の連携プレーを強化すること。そして、この連携プレーこそが、脳を若々しく保つ秘訣なのです。

中でも、認知症予防のためには運動系脳番地への刺激が欠かせません。

認知症の原因となるのは「アミロイドβ」と「タウタンパク質」という老化物質が脳内に蓄積することだと言われています。

老化物質は昨日今日で溜まるものではなく、40代や50代から長い年月をかけて、脳番地のさまざまなエリアに蓄積されていきます。

しかし、多くの脳番地ではその影響を私たちが感じ取るのは困難で、記憶系の海馬にまで蓄積が及んだときに初めて「記憶力の低下」という形で気がつくことになります。それが進行した状態が、認知症です。

つまり、認知症を予防したければ、老化物質の蓄積を最小限にとどめることが重要で、その鍵を握るのが運動系脳番地なのです。

運動系脳番地は、老化物質の蓄積がもっとも起こりにくく、他の7つの脳番地を活性化させるトリガーであり、連携力の要です。

運動系脳番地を働かせることで他の脳番地にも刺激が与えられ、その結果、脳全体の老化物質の蓄積が抑えられるというわけです。

運動することは今のあなたの脳の活性化にも欠かせないことであり、将来の自分の脳を若々しく保つためにも必須なのです。

運動系脳番地を中心にすべての脳番地を活性化させるトレーニングとしては、「耳トレキャッチボール」がおすすめです。

ボールを投げる人がキャッチする手を「右」「左」「両手」などのように指示します。たったこれだけのことですが、聴く力、理解する力、伝える力など脳の総合力が鍛えられます。

慣れてきたら、右手でキャッチするときは左足を前に出す（反対も同様に）、キャッチする直前に「右」「左」などの指示を出すなど、ルールを変えて楽しみながら取り組んでみてください。

耳トレキャッチボール

❶ 投げる人が「右」「左」と受け取る手を指示する

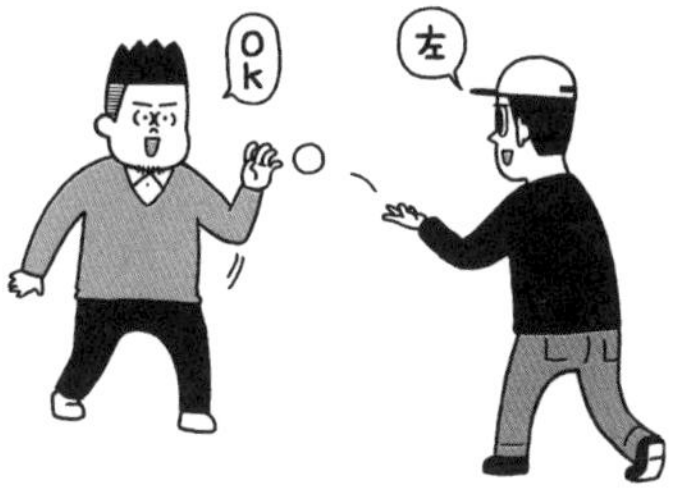

受け取る人

指示された方の
手で受け取る

投げる人

「右」「左」「両手」と
取り方を伝える

❷ 手だけではなく足の「右」「左」の指示も加える

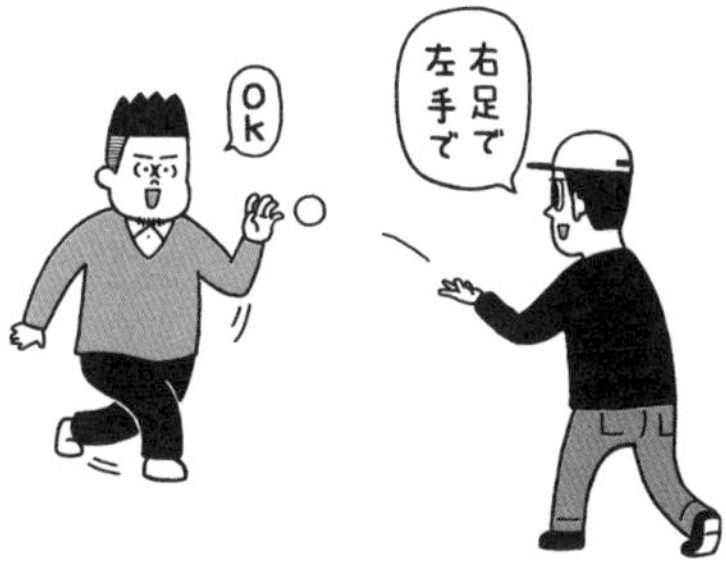

受け取る人

「右足、左手」「左足、左手」
「左足、両手」など指示された
動きで受け取る

投げる人

手の指示に加えて
「右足」「左足」も伝える

脳の「ファイアリング」という言葉に、本書で初めて触れた方も多かったことと思います。

ファイアリングできる脳とは、人生のあらゆる場面で効率よく、自家発電的に脳番地をやる気にさせられる脳のことであり、それこそが、本書が目指す「もっとすごい脳」の正体です。

ファイアリングによって脳番地のスイッチがオンになり、リレーのバトンを渡すように、ネットワークファイアリングによって別の脳番地へと情報を送り、次々に脳番地をファイアリングさせられる脳になると、思考力、決断力、コミュニケーション力などが高まっていき、人生の歯車がエネルギッシュに回り出します。

よく、体の中年期は30代からと言われますが、脳はそうではありません。1万人以上の脳画像診断をしてきた私の経験から言うと、45〜65歳が脳にとっての中年期です。

そして、この脳の中年期をどう過ごすかで、その後の人生に大きな差が出るのであろうと私は考えています。

2025年には、65歳以上の5人に1人が認知症になるという報告もありますが、認知症はある日突然発症するのではなく、脳に10年、20年と老化の原因となる物質（アミロイドβなど）が蓄積されることで引き起こされます。

しかし、脳の中年期にファイアリングする脳の持ち主になる努力を重ね、脳をフル回転させることができていた人はアミロイドβが溜まりにくくなるため、中年期をさらに10年、75歳まで引き延ばすことができると思います。

脳の使い方のコツを会得した状態では、75歳以降に急激に脳が衰えることは考えにくく、人生の最期まで、自分の意思を持って過ごせる可能性が格段に高まります。

脳は100歳を超えても成長を続けます。

脳の専門家である私自身、60歳を超えて、脳の成長を感じています。なんなら、これまでの人生で、今がもっとも鮮明に脳を自在にコントロールできているという手応えを感じているほどです。

私も皆さんと同じように、本書でおすすめしていることに積極的に取り組んでいます。

脳全体を働かせるトリガーである運動系を刺激するために、毎朝のウォーキングを日課にし、日中は取り組む課題を変えることで脳シフトを行い、独り言もバンバン言うし、考えるよりも前に茶々を入れています。

こうして、弱い脳番地は鍛え、使いすぎの脳番地を休ませ、脳の枝ぶりがいい状態をキープできるように意識しながら、日々を過ごしています。

本書の最後に「脳番地ごとのトレーニング法」を紹介しています。

これを見れば、自分の弱い脳番地、強化したい脳番地を伸ばしていくことができますので、ぜひ、できることから1つでも習慣にしていきましょう。

早い人なら、2週間ほどで脳番地の筋力がアップしてきます。

みんなでもっとすごい脳の持ち主になって、新しい技術がどんどん生まれる時代を笑顔でサバイブしながら、〝時代に呑まれず、今を謳歌し続ける人生〟を楽しみましょう!

脳内科医/医学博士　加藤俊徳

視覚系 脳番地

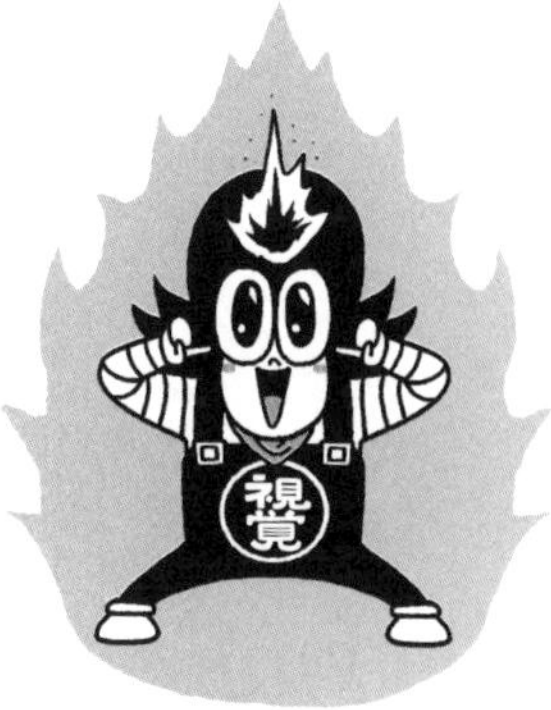

- □ 眼球の前後左右に動かす
- □ 子どもや孫とブロック遊びをして奥行きや空間を意識する
- □ 乗り物や雲や波など動いているものを注意深く観察する
- □ けん玉、お手玉、キャッチボールなど目と手を使った運動をする
- □「今日は5」など決めた数字を見つけるようにして1日を過ごす

聴覚系 脳番地

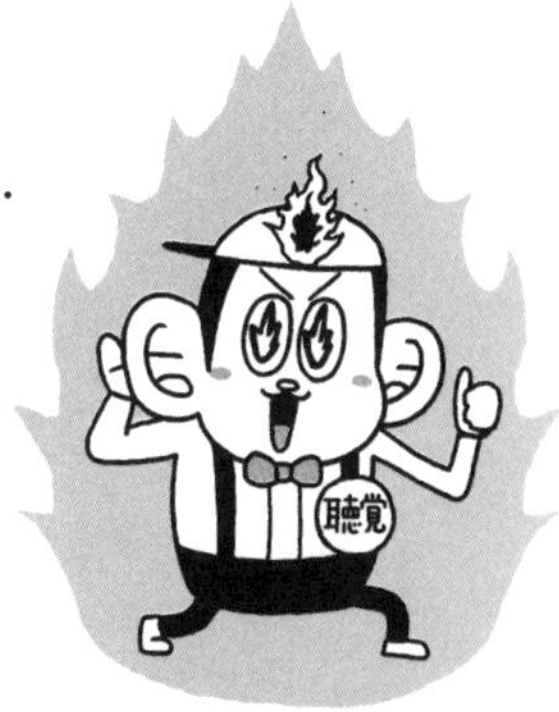

- □ さまざまなジャンルの曲をリズムやピッチを意識しながら聞く
- □ ラジオを聴きながら作業する
- □ 相手の口ぐせを探しながら話を聞く
- □ 人の話をひとり言でもう一度言う
- □ 音を消してテレビを見て、何を話しているか想像する

思考系 脳番地

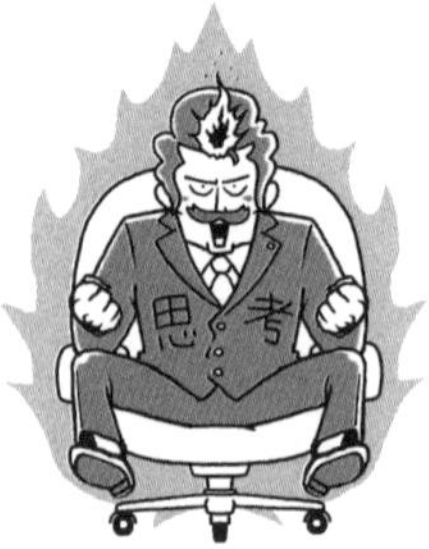

- □ 今日の目標を毎朝10字以内にまとめる
- □ 外食するときに食べたいものを20秒以内に決める
- □ オセロの途中で白と黒を交換して勝つことを意識する
- □ やったことのない活動に挑戦する

理解系 脳番地

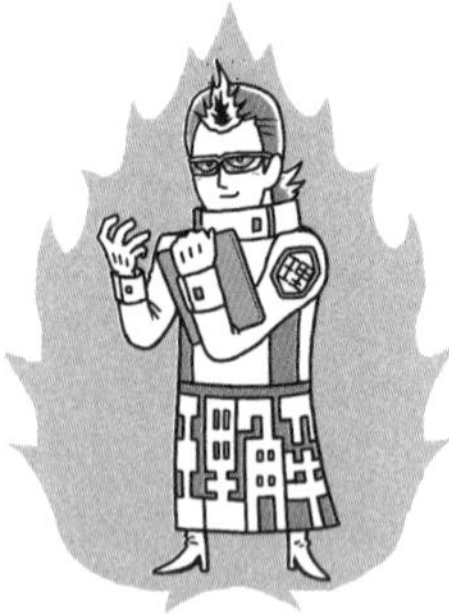

- □ 漫才のセリフを書き出す
- □ 小説の登場人物を想像して絵を描いたり、小説内の料理を作ってみる
- □ 頭皮やおなかをマッサージする
- □ 人を笑わせる

記憶系 脳番地

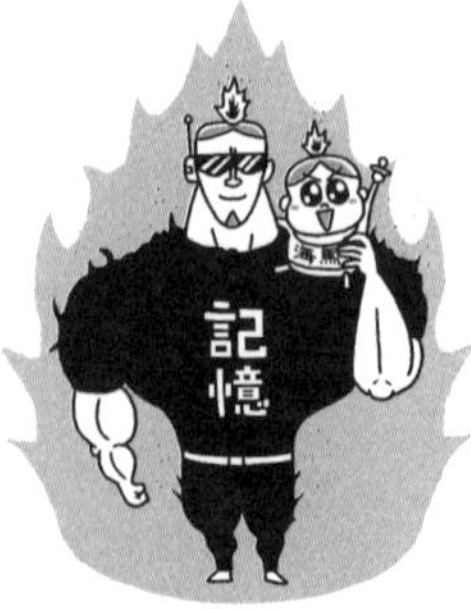

- □ 昨日食べたものを全部言う
- □ 去年のカレンダーを見て「5月は何をした」と言う
- □ 通勤ルートを変える
- □「楽しかったこと日記」を書く

運動系 脳番地

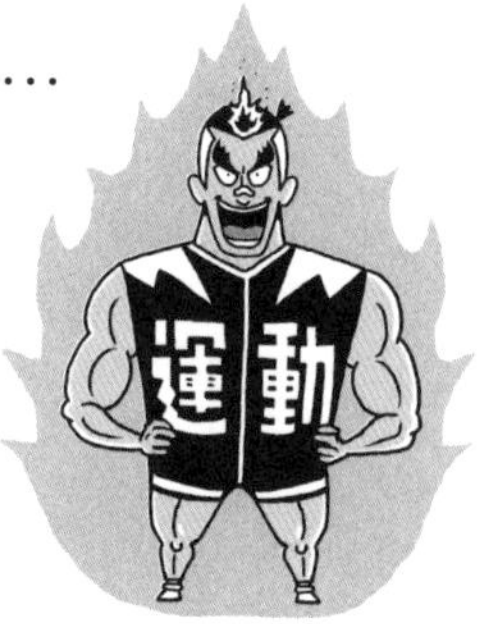

- □ リズムの速い歌を大きな声で歌う
- □ 雑巾絞りをしっかりして床拭きをする
- □ 芝生や砂浜を裸足で歩く
- □ 来週の1週間スケジュールを立てる
- □ 皿洗いをする
- □ エスカレーターより階段を利用する

伝達系 脳番地

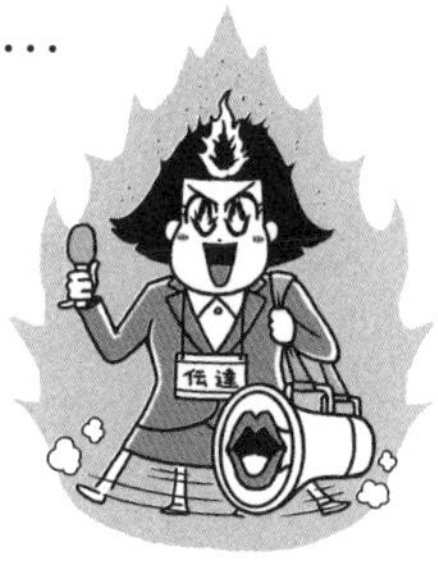

- □ ガッツポーズのような大きなリアクションを毎朝する
- □「りんご」→「りんご・ごりら」→「りんご・ごりら・ラッパ」→「りんご、ごりら・ラッパ→パンダ」のように前の人が言ったことを記憶して言うしりとりをする

感情系 脳番地

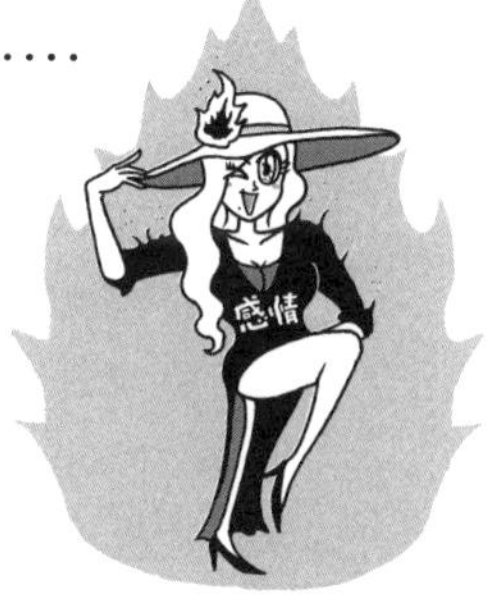

- □ 自分のことを褒めまくる「褒めノート」を作る
- □ テレビドラマを見ながら俳優のセリフを書き出してみる
- □ 2時間早く出勤して、いつもと違う景色を見る

加藤俊徳（かとう・としのり）

脳内科医、医学博士。加藤プラチナクリニック院長。株式会社脳の学校代表。昭和大学客員教授。脳科学・MRI脳画像診断の専門家。脳番地トレーニング、脳活性助詞強調音読法を提唱・開発・普及。14歳のときに「脳を鍛える方法」を求めて医学部への進学を決意。1991年に、現在、世界700カ所以上の施設で使われる脳活動計測fNIRS（エフニルス）法を発見。1995年から2001年まで米ミネソタ大学放射線科でアルツハイマー病やMRI脳画像の研究に従事。ADHD、コミュニケーション障害など発達障害と関係する「海馬回旋遅滞症」を発見。現在、独自開発した加藤式MRI脳画像診断法（脳相診断）を用いて、小児から超高齢者まで1万人以上を診断・治療。脳の成長段階、強み弱みの脳番地を診断し、薬だけに頼らない治療と脳番地トレーニング処方を行う。著書に『脳の強化書』（あさ出版）、『1万人の脳を見た名医が教える すごい左利き』（ダイヤモンド社）、『一生頭がよくなり続ける すごい脳の使い方』（小社）など多数。

加藤プラチナクリニック公式サイト　https://nobanchi.com/
脳の学校公式サイト　https://nonogakko.com/

一生頭がよくなり続ける
もっとすごい脳の使い方

2024年5月20日　初版印刷
2024年5月30日　初版発行

著　者　加藤俊徳

発行人　黒川精一
発行所　株式会社サンマーク出版
〒169-0074　東京都新宿区北新宿2-21-1
03-5348-7800（代表）　https://www.sunmark.co.jp
印　刷　株式会社暁印刷
製　本　株式会社村上製本所

ISBN978-4-7631-4139-2　C0030